Fitness para no Fitness

Resultados reales para gente real

Javier Parada
@javierparadafitness

FITNESS PARA NO FITNESS

Copyright ©Javier Parada

@javierparadafitness

Impreso en 2019

ISBN: 978-0-578-53901-0

Producción y edición: Becoming an Influencer Corp

A mi abuela Marcela.
A mi mamá Sílvia y a mi papá Genaro.
A mi hermano Genaro.
A mi padre guatemalteco Manuel.

Contenido

Introducción

La idea de este libro no es que corras a inscribirte en un gimnasio o vayas ahora mismo al automercado a llenar de celery el carrito de compras: con actuar así solo estarías atacando los síntomas, no el problema esencial que nace en tu mente.

Soy un convencido de que todo comienza en los pensamientos. De allí que las primeras páginas de este libro buscan que consigas la actitud mental para comenzar un estilo de vida, y mantenerte motivado para que no tires la toalla al poco tiempo.

Lleno de consejos útiles que podrás poner en práctica en la casa, en la calle, en la oficina y en cualquier otro sitio, con **Fitness para no Fitness** conocerás la verdad detrás de muchas mentiras y tabúes alrededor de la alimentación y el entrenamiento físico, así como aprenderás a cultivar hábitos saludables. En las últimas páginas, conocerás mi Método 5x5, rutina de entrenamiento diseñada por mí luego de una experiencia traumática, y al alcance de todos los que aspiren a grandes beneficios físicos.

En definitiva, este libro está pensado para ayudarte a escapar de las garras del sedentarismo, los hábitos nocivos y de una alimentación inadecuada, para disfrutar de un estilo de vida que te hará una persona sana y feliz.

Un niño "flaquito" tras sus sueños

Cuando te lo propones con firmeza,
los resultados serán inevitables.
¡Mi experiencia personal así lo demuestra!

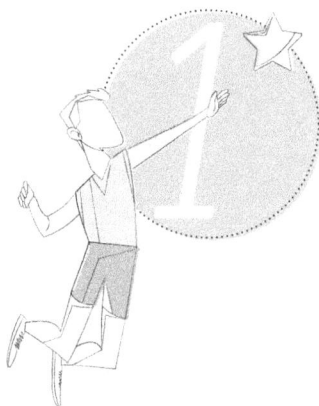

Fui un niño inseguro y con muchos miedos. Cuando apenas contaba con un año de edad, mis padres se divorciaron y mi madre, al año siguiente, se casó de nuevo. Al poco tiempo debí irme a vivir en casa de mi abuela Marcela, en una zona humilde del barrio 23 de Enero, en San Cristóbal, Venezuela. Poco pasó para que sus veredas y recovecos se convirtieran en mi parque de juegos personal.

Me la pasaba en la calle y mi pobre abuela hasta debía salir a buscarme para que regresara a casa a cenar o hacer las tareas escolares. Siempre me encontraba en cualquier actividad que implicara saltos, sudor y movimiento: si era temporada de beisbol, allí estaba yo con un bate, un guante y una pelota de goma entre las manos. O, durante las semanas de un Mundial de Fútbol, apenas acababan los partidos salía corriendo a la cita callejera llevando un balón entre los pies.

Si no estaba practicando deporte, me la pasaba viéndolos en la televisión. Uno de mis entretenimientos favoritos durante esa época era sintonizar el canal deportivo que transmitía carreras de autos, boxeo y programas de salud. ¡Hasta recuerdo los nombres de los conductores, la hora y que siempre lo veía en compañía de mi amada abuela Marcela!

Todo esto que cuento fue el presagio de mi destino por el que tuve que luchar con todas mis fuerzas para poder alcanzarlo.

Mi primera vez

Siempre fui muy delgado y aunque desde pequeño practiqué deportes, mi constitución corporal no me ayudaba precisamente. Ya adolescente veía que mis amigos mayores con un excelente estado físico llevaban de su brazo a las chicas más guapas del vecindario. Su aspecto era el equivalente a las plumas del pavo real, pensaba entonces, y me dije a mí mismo como un científico de laboratorio que se prepara a realizar un experimento importante: "¡Entre las pesas puede estar la solución!". Y así fue.

Poco tiempo pasó para que el gimnasio se convirtiera en mi segundo hogar. Yo decía en casa que esa tarde iba a estudiar en casa de compañeros del colegio, cuando en realidad lo que llevaba dentro del morral era una toalla y un cambio de ropa que incluía short y una camiseta.

Fue lógico que, al momento de decidir una carrera universitaria, quisiera estudiar Entrenamiento Deportivo, pero mis padres insistían en que me concentrara en el negocio familiar de ganadería.

"Del deporte no se puede vivir" o **"Te vas a morir de hambre" eran frases que escuchaba constantemente** en casa durante esa época.

Tras la insistencia familiar, doblegué mi pasión y estudié Ingeniería en Producción Animal. Pero en mi primer día de universidad ¡pregunté dónde quedaba el gimnasio! Y mientras mis compañeros estudiaban anatomía vacuna o administración de empresas agropecuarias, yo practicaba una rutina de bíceps y pantorrillas o corría varios kilómetros en el estadio. Como imaginarás, mis calificaciones escolares estaban por el subsuelo.

Al ver que mi propósito vital se alejaba cada vez más y no podía dedicarme a él durante cada minuto del día, el desaliento empezó a apoderarse de mí. Esa no era la vida que quería vivir.

Aprender más

Cuando visitaba la finca de mis padres lo que quería era correr por la propiedad y brincar sobre los charcos como en una rutina de desplantes con saltos. Lo imaginaba no como mi futuro espacio de trabajo, sino como un potencial campo de entrenamiento.

Cada visita allí me lo confirmaba más: no me veía por el resto de mi vida con un Levis 501, llevando unas botas vaqueras y un sombrero de ganadero, criando búfalos y vacas, sino con un short y calzado deportivos. Fue un momento decisivo de mi vida. Oponerme a lo que mis padres habían planificado para mi vida sería un terremoto existencial que removería mis cimientos, pero debía asumir el riesgo con todas sus posibles consecuencias. ¡Y lo hice! Abandoné los estudios de Ingeniería para abrazar totalmente lo que era mi pasión.

A los pocos días toqué las puertas de un pequeño gimnasio de mi localidad para trabajar recogiendo las pesas y mancuernas. Fue un empleo que tomé a escondidas de mis padres, que aún no comprendían mis inclinaciones deportivas, como si me hubiese decidido por una vida descarriada.

Ahi encontré mi mundo, mi voz. Cuando empecé a dar clases de spinning y fitness funcional ¡me sentía como pez en el agua! Día tras día descubrí que el fitness genuino busca cultivar un estilo de vida que implica la actitud mental y practicar hábitos saludables como la dieta sana, las necesarias horas de sueño, la actividad física y, como punto de partida, la actitud mental.

En mi búsqueda por profundizar en el entrenamiento, también incursioné en el fisicoculturismo. Tras conocer aspectos buenos y otros no tanto de ese mundo de músculos a reventar, comprendí algo muy importante: un buen cuerpo debe ser el resultado de una vida saludable, sin drogas u otros agentes externos que atenten contra la salud, como esteroides, anabólicos y demás pócimas supuestamente mágicas.

> Descubrí que **el fitness es una manera de ser y estar** que resultará en unas excelentes condiciones físicas y mentales.

También descubrí que necesitaba profesionalizarme para mejorar el propio cuerpo y recomendar a otros a hacerlo adecuadamente. El próximo paso fue estudiar a profundidad. Al día de hoy cuento con certificaciones emitidas en cinco países diferentes (Venezuela, Colombia, México, Costa Rica y Estados Unidos) en la modalidad de entrenamiento funcional.

Pero como todo en la vida que haces con pasión y seriedad, también supe y sé que cada día es una oportunidad de aprendizaje que no podemos dejar pasar. Una de las características más apasionantes del mundo fitness es que cada día aprendes algo nuevo. No hay noche en que me vaya a dormir sin haber asimilado una importante lección, no solo del fitness como tal, sino de la vida toda.

Pasión a tiempo completo

Lo que empezó como una actividad casi clandestina, terminó siendo mi profesión y ocupación. ¡Mi pasión a tiempo completo! Aunque a veces actuamos empujados por el miedo de decepcionar a quienes amamos o por el "qué dirán", no te rindas ni te detengas demasiado en prestarles atención a los otros.

El coraje no es la ausencia de miedo al qué dirán, sino el triunfo sobre él. "El miedo no existe en otro lugar excepto en la mente", dijo con mucho acierto el empresario y escritor estadounidense Dale Carnegie.

> El valiente no es el que no siente temores, sino <u>quien se soprepone y vence ese temor para perseguir sus sueños</u>. Hay que tener coraje para decir SÍ a cada reto.

En el camino he aprendido algo en la vida: de nada sirve saber si no compartes ese conocimiento para motivar a la gente a ser y estar mejor. Antes alcanzar mis metas físicas me hacía feliz; pero ahora, a través de mis asesorías personalizadas, puedo afirmar que he multiplicado mis fuentes de felicidad.

Y no solo eso: de aquel niño que, en compañía de su abuela, veía programas deportivos, desde hace poco asumí el reto de colaborar en la conducción del programa 100% Fitness, transmitido por Tigo Sports Guatemala y enfocado en rutinas y consejos de entrenamiento y alimentación. Un círculo virtuoso se cierra a mi alrededor.

Mi mejor decisión fue casarme con mi estilo de vida. No ha sido fácil, pero tampoco imposible. Como toda relación, hay altos y bajos, pero lo más importante es la fidelidad y el compromiso de saber que cuando dije acepto, significaba hasta que la muerte nos separe.

Estas vivencias que te narro me llevan a decir con propiedad hoy: haz lo que te satisfaga. ¡Y hazlo bien! Pasión, fe, actitud y dirección son las claves que te abrirán las puertas del éxito y de la satisfacción personal. A partir de mi experiencia, te invito a que tú también descubras esa actividad, oficio o profesión que mueve cada fibra de tu ser, y la abraces cada día como si no hubiera mañana.

Como bien lo dijo el actor Christopher Reeve, el más legendario Superman de todos los tiempos: "Muchos de nuestros sueños parecen al principio imposibles, luego pueden parecer improbables. Y luego, cuando nos comprometemos firmemente, se vuelven inevitables". Ahora te preguntarás: ¿cómo aplicar estas enseñanzas para lograr un excelente estado físico? ¡De eso y más te hablaré en los próximos capítulos!

Así tu cuerpo te grita ¡auxilio!

Descubre **cómo te habla tu cuerpo** cuando ha estado sometido por largo tiempo al sedentarismo, la mala alimentación y los hábitos nocivos.

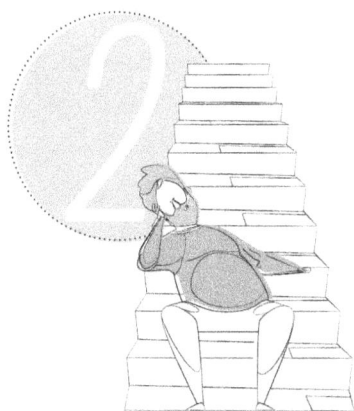

Una escena de la serie The Simpson ilustra muy bien lo que quiero explicar en este capítulo: Homero debía salir corriendo para rescatar a su hija Maggie, quien momentos antes había sido raptada por unos secuestradores. El preocupado padre sale raudo de su casa pero, apenas da unos cinco o seis pasos, rápidamente va reduciendo la velocidad de su carrera y le tiemblan las piernas tras recorrer apenas un par de metros ¡sin siquiera haber cruzado la cerca de su jardín!

¿Qué lección nos deja esa escena protagonizada por este personaje amarillo y gordinflón que pasa sus horas libres tumbado en el sofá frente al televisor, tomando cerveza o devorando donas una tras otra?

El cuerpo es una "maquinaria" inteligente que avisa cuando algo va mal.

Su manera de pedir auxilio es la fatiga, el dolor, la fiebre, la asfixia, el ardor, el cansancio, la somnolencia, las contracciones y desgarros musculares, entre muchas señales o síntomas más.

Más allá de trastornos que responden a enfermedades específicas, el cuerpo nos "regaña" por hábitos perjudiciales como el sedentarismo, fumar, no respetar el sueño o alimentarse mal. Veamos algunas situaciones en que quizá fuiste o eres un Homero Simpson:

• Necesitas ir a tu oficina del quinto piso porque se dañó el ascensor del edificio. Empiezas con ánimo pero apenas llegas al tercer piso cuando el dolor muscular te demora. Muchos minutos después llegas exhausto, casi sin aire y con temblor en las pantorrillas. Causa: incontables horas frente al televisor, teléfono o computador. No te mueves ni para coger impulso. Sedentarismo.

• Vas paseando con tu perro hasta que este se suelta y sale corriendo detrás de un gato. No llegas ni a la esquina cuando sientes que ya no tienes pulmones para seguir. Lo intentas, pero la asfixia puede más y te detiene. Causa: el cigarrillo. Pensabas que apenas dos o tres al día no te harían daño. Tu perro se pierde de vista.

• Vas al automercado y es obvio que puedes cargar tres bolsas de unos 5 kilos por las tres cuadras hasta tu casa. Paso a paso se van haciendo más pesadas hasta que un calambre en la espalda te detiene y las rodillas flaquean. Un giro brusco te deja en el sitio con el agudo dolor de un músculo desgarrado. Causa: musculatura débil, posible sobrepeso. Hay tres elementos que afectan:

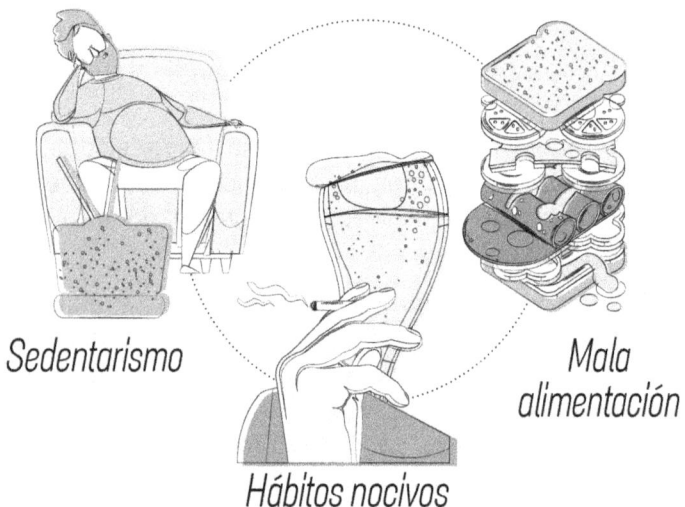

Sedentarismo

Mala alimentación

Hábitos nocivos

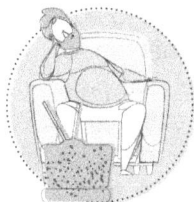

Las garras del sedentarismo

El sedentarismo es una plaga moderna que se cobra millones de muertes al año por afecciones relacionadas, como la obesidad y las enfermedades cardiovasculares, las "mejores amigas" de la parca en el planeta. Una plaga que se intensifica hoy en día entre niños y jóvenes con la tecnología que los postra por horas frente a las pantallas de dispositivos móviles.

"El principal obstáculo para mover nuestro cuerpo está en nuestro cerebro". No lo digo yo, sino un estudio de la Universidad de British Columbia y la Universidad de Ginebra, en Suiza:

> Los científicos demostraron con escáneres cómo el cerebro busca conservar energía y **se deja seducir por el comportamiento sedentario**, así estemos conscientes de que la inactividad física acorta el tiempo de vida.

Más allá de esta bomba de tiempo, ya existe una lista de "personas de riesgo" de incurrir en estas conductas nocivas: aquellas que están jubiladas, con algún tipo de incapacidad o desempleadas.

También están en riesgo aquellas personas expuestas a situaciones que fomentan el sedentarismo, como el trabajo de oficina en el que pasas mucho tiempo sentado, o el realizado desde casa, la adicción a un ocio relacionado con el ordenador o los programas televisivos, o el cuidado de los hijos, que deja menos tiempo libre para hacer deporte o la ejercitación.

El sedentarismo genera obesidad. La Organización Mundial de la Salud (OMS), nos ilustra el problema con el siguiente cuadro:

Clasificación	IMC (kg / m2)	Riesgo asociado
Peso normal	18.5 - 24.9	Promedio
Exceso de peso	Mayor a 25	Aumentado
Sobrepeso o preobeso	5 - 29.9.	Aumentado
Grado I o moderada	30 - 34.9	Aumento moderado
Grado II o severa	35 - 39.9	Aumento severo
Grado III o mórbida	Mayor a 40	Aumento muy severo

¿Cómo saber tu índice de masa corporal o IMC? La fórmula es muy fácil:

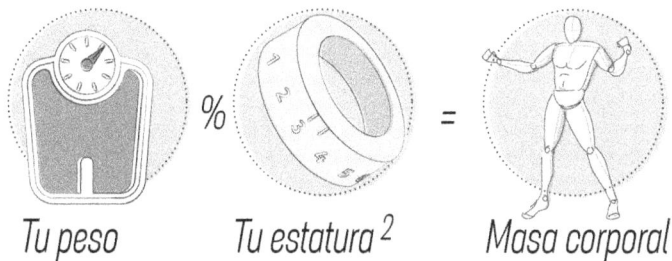

$$\text{Tu peso} \qquad \text{Tu estatura}^2 \qquad = \qquad \text{Masa corporal}$$

Es decir, divide tus kilogramos de peso entre el cuadrado de tu estatura en metros (kg / m2). El resultado te indicará si estás en el peso promedio o si, por el contrario, te ubicas en uno de los factores de riesgo.

Para calcular los metros cuadrados de tu estatura, multiplica lo que mides por sí mismo (por ejemplo 1,67 m x 1,67 m = 2,78 cm), y divide tu peso (digamos que 70 kg) entre ese resultado (70 ÷ 2,78 = 25,17). Tu IMC estaría en el límite del peso promedio y el riesgo aumentado de sufrir obesidad, siempre según la OMS, la fuente más acreditada para estos casos.

¿Cuál es tu tipo de obesidad?

Más allá de las cuestiones de belleza, que van cambiando con el paso de los años, debemos observar que hay dos tipos de obesidad que dependen de la distribución de la grasa en el cuerpo, las cuales se asocian a los dos sexos:

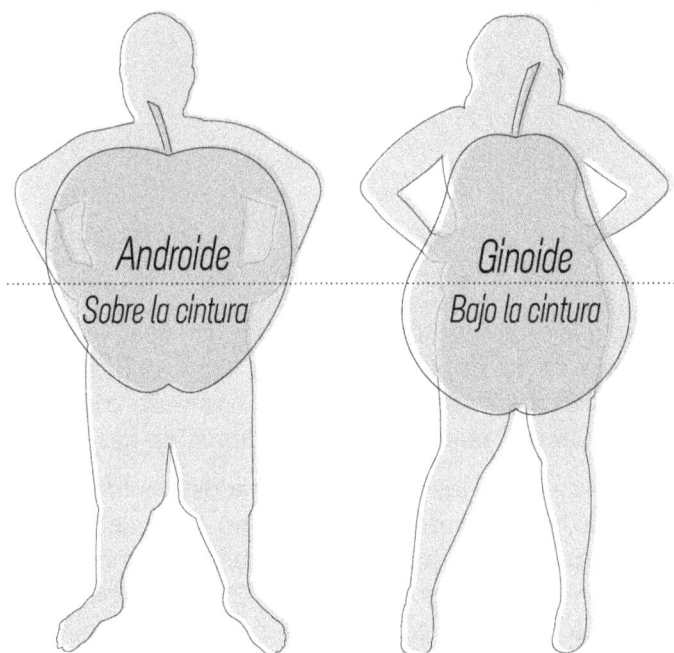

Androide
Sobre la cintura

Ginoide
Bajo la cintura

Obesidad androide: asociada a los hombres, es la obesidad a la que nos referimos cuando hablamos del cuerpo del tipo "manzana". En esta la grasa se acumula en la zona central del cuerpo, especialmente en la panza y en la cintura.

Obesidad ginoide: asociada a las mujeres, es la obesidad a la que nos referimos cuando hablamos del cuerpo tipo "pera". En esta la grasa se acumula en las caderas y en la parte superior del cuerpo.

¿Por qué ocurre esto? Pues al momento de almacenar grasa, el cuerpo tiene en cuenta tres factores: el estado hormonal, la genética y la disposición de los adipocitos, que son las células que acumulan la grasa para utilizarla como fuente de energía.

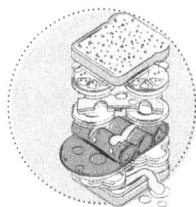

Mala alimentación

Paradójicamente, en el mundo actual sobresalen dos problemas relacionados con la nutrición: la obesidad y el hambre, dos situaciones opuestas con más puntos en común de lo que pensamos, sobre todo en el campo de la salud.

Las buenas noticias son que, gracias al desarrollo de los países del tercer mundo y las nuevas tecnologías, los niveles de hambre se han reducido levemente durante los últimos años. No obstante, la obesidad ahora es más común que la desnutrición.

Según la OMS, hay países en los que más ¡del 70 %! de su población sufre de obesidad o sobrepeso.

La falta de educación nutricional es el principal factor que aumenta esta situación, arrastrando a sus víctimas a sufrir obesidad o sobrepeso, cansancio, menor capacidad de trabajar, alta presión arterial, enfermedades cardiovasculares, diabetes, cáncer, y un sinfín de trastornos más.

Aunque páginas más adelante profundizaré sobre importantes aspectos de la alimentación, te adelanto algunos de los hábitos en la mesa más dañinos:

- Si te alimentas bien, no necesitarás comprar suplementos vitamínicos: una mesa equilibrada brinda las vitaminas que el cuerpo necesita para mantenerse sano. ¡Y tu bolsillo no sufrirá!

Las dietas locas o extremas que inventan a cada rato son un **torpedo fulminante** para la salud de quien se aventure a llevarlas.

- Limita las proteínas de las carnes rojas o provenientes de animales de 4 patas. Estas suelen ser ricas en grasas nocivas o que aumentan el colesterol, gran enemigo cardiovascular. Si te es posible, ve reduciendo las raciones hasta lograr consumir una o dos raciones al mes. Puedes sustituirlas varias veces a la semana por carnes magras de aves. Y por todo el pescado que puedas: su carne es cardiosaludable.

- Cuidado con las golosinas hechas a base de aceite de palma. También evita untar todo con mantequilla y margarina debido a su excesiva carga de ácidos hidrogenados, que son fatales para el corazón.

- Los embutidos son tan sabrosos como desaconsejables. La mayoría tiene mucha sal y grasa, además de preservantes que pueden resultar cancerígenos, según estudios bien documentados.

- Los frutos secos son ideales para intercalar entre las comidas principales. Comer al menos 5 veces al día (incluidas las meriendas) acelera el metabolismo corporal, por lo que quemarás más grasa.

- El chocolate no es malo en sí, solo cuando es con leche o muy graso. Prefiere los que tengan una buena proporción de cacao (al menos el 70 %).

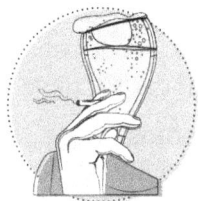

Hábitos nocivos

Ahora te invito a revisar los hábitos más comunes que pudiesen estar atentando seriamente en contra de tu bienestar físico y, por supuesto, mental:

¿Duermes poco... o demasiado?

Desde hace un buen rato la comunidad médica y científica recomienda dormir 8 horas al día, las que te pide el cuerpo para repararse y prepararte para una nueva jornada. ¡Dormir más o menos que eso golpea el organismo y lo pone contra la lona!

Veamos. Dormir demasiado (10 o más horas al día) está relacionado con un peor estado de salud y riesgo de declive cognitivo en los adultos, según Shane O'Mara, profesora de investigación cerebral experimental en el prestigioso Trinity College de Dublín.

No obstante, las consecuencias para tu cuerpo serán catastróficas si le robas horas al sueño. ¡Nunca las recuperará! El equivalente biológico al dios mitológico del sueño, Morfeo, es la melatonina, la hormona que le ordena al cuerpo que se prepare para dormir.

Quien no duerme lo suficiente, acorta sus años de vida pues la falta de horas de sueño produce envejecimiento celular.

Y recuerda: eres tan viejo como te sientes. También afecta la memoria, el rendimiento diurno y, en casos extremos, hasta puede causar demencia.

Además de ponernos viejos antes de tiempo, no dormir lo suficiente favorece la aparición de diabetes, alta presión sanguínea, enfermedades de corazón y obesidad. ¿Cómo saber si tu cuerpo te pide dormir más? Revisa los siguientes síntomas que te pongo a continuación:

• Irritabilidad, fallas de la memoria y demencia. Esto, porque no le das tiempo al cerebro de deshacerse de los residuos tóxicos que se van acumulando durante el día. A la larga, estos matan las neuronas y afectan las funciones cerebrales.

• Le da mucha gripe. La supresión del sueño debilita el sistema defensivo del organismo, reduciendo su respuesta a virus y patógenos.

• Responde mal a las vacunas.

• Sufre de enfermedades cardiovasculares.

• Es obseso. Cuando no duermes lo suficiente, el organismo segrega la hormona ghrelina, vinculada con la sensación de hambre, y reduce la hormona leptina, asociada con la sensación de saciedad... la ecuación se explica por sí sola.

Consumo excesivo de alcohol

No es malo si eres hombre y tomas una o dos copas de vino al día, o si eres mujer y te limitas a una. El vino, sobre todo el mosto, es rico en polifenoles, micronutrientes presentes en las uvas y el cacao que nos protege contra la diabetes, el cáncer y las enfermedades neurodegenerativas y cardiovasculares.

¡A todos nos gusta celebrar de vez en cuando! Y no tiene nada de malo hacerlo con un par de copas para amenizar la velada! No obstante, excederse en el consumo de alcohol causa problemas mucho más serios que la resaca del día espués. Entre esas consecuencias te destaco las siguientes:

- Irritación del estómago y esófago, con posible sangramiento. En casos graves y prolongados, puede ser el detonador de cáncer del esófago.

El alcohol es un potente diurético. A la larga, la deshidratación termina afectando hasta la lozanía de la piel.

- Pancreatitis aguda o crónica. La primera es la inflamación del páncreas por, entre otros factores, el alcohol y el tabaco. En casos de consumo prolongado de alcohol, podría generarse una pancreatitis crónica por la acumulación en el tiempo de episodios de pancreatitis extremadamente agudas.

- Diversos tipos de cáncer. El consumo prolongado y excesivo de alcohol causa daños acumulativos en el organismo, por lo que los médicos lo señalan como uno de los principales culpables de la aparición de cáncer de boca, de intestino, de estómago y de esófago.

- Cirrosis hepática. Al tomar alcohol en exceso obligas a tu hígado redoblar su guardia para descomponer las sustancias tóxicas del alcohol que le llegan desde el torrente sanguíneo al tiempo de hacer su trabajo habitual (se le han contado unas 500 funciones), de equilibrar los nutrientes del cuerpo y llevar los desechos a los intestinos y al riñón para que estos hagan su necesario trabajo de limpieza.

¡El detalle es que el hígado necesita una hora, ni más ni menos, para poder metabolizar apenas entre 8 y 12 mililitros de alcohol!

Cuando la ingesta alcohólica sobrepasa la capacidad para eliminarlo, **el órgano** **colapsa** y se va deteriorando hasta la peligrosa cirrosis.

- El alcohol mata las neuronas, afectando tu capacidad de racionamiento, memoria y conducta. Por el contrario, abundan los beneficios de no consumir alcohol habitualmente. Algunos son expuestos en la siguiente imagen:

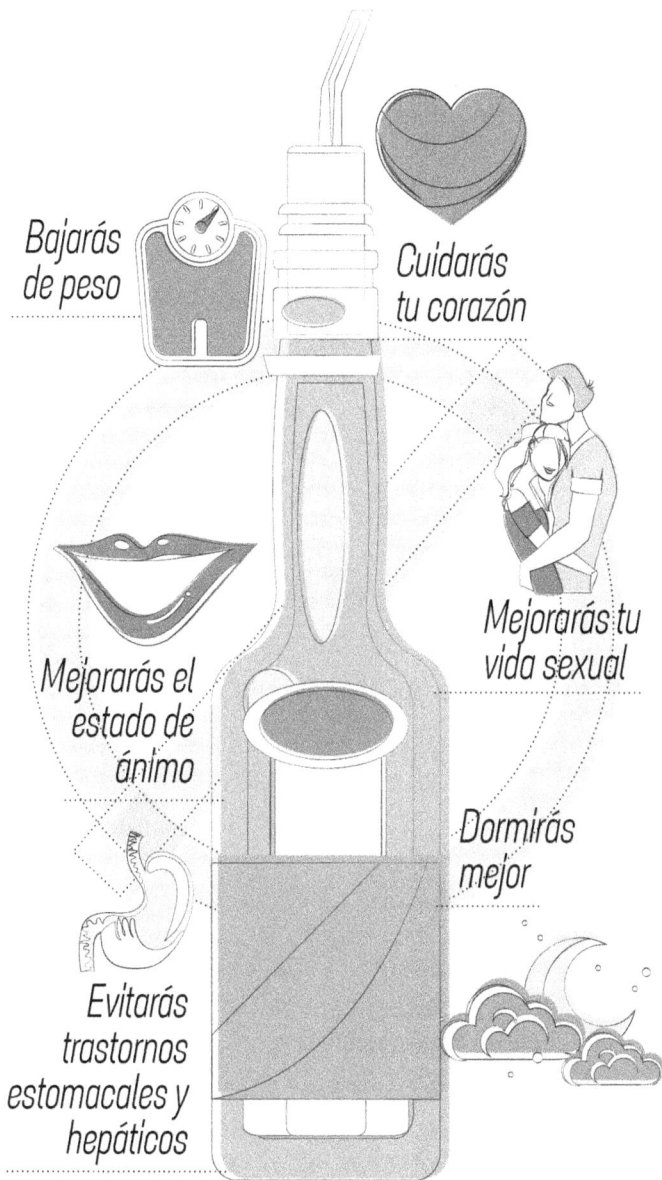

Bajarás de peso

Cuidarás tu corazón

Mejorarás el estado de ánimo

Mejorarás tu vida sexual

Dormirás mejor

Evitarás trastornos estomacales y hepáticos

Perverso cigarrillo

Si eres fumador, quizá has intentado varias veces abandonar esta nociva práctica. Pero tras algunas semanas, días ¡o hasta horas! vuelves a caer a los pies de un cenicero. Esas constantes recaídas quizás te hayan hecho pensar que el tabaquismo es un hábito irrenunciable.

¡Pero no lo es! Te invito a la siguiente actividad: ¿recuerdas esa etapa de tu vida cuando no te habías llevado a la boca el primer cigarrillo? No naciste con un cigarrillo en una mano y un encendedor en la otra. Tampoco durante tu infancia sentías ansiedad por fumar. Se trata de un hábito que adquiriste luego. E igual puedes renunciar a él.

> Para abandonar el cigarrillo, solo tienes que, como se dice en el mundo de las computadoras, volver a formatearte y limpiar el disco duro de tu mente para grabar en su lugar rutinas provechosas para tu salud.

El consumo de tabaco se centra en dos compuestos: el monóxido de carbono y la nicotina. El primero disminuye la capacidad de la sangre de transportar oxígeno a los músculos y demás tejidos del organismo, lo que hará que el músculo se fatigue antes y se recupere más tarde.

La nicotina del tabaco no solo afecta a los pulmones, el corazón y otros órganos, sino que trae una reducción del rendimiento físico. Veamos en la siguiente ilustración cómo mejora el organismo luego de dejar de fumar:

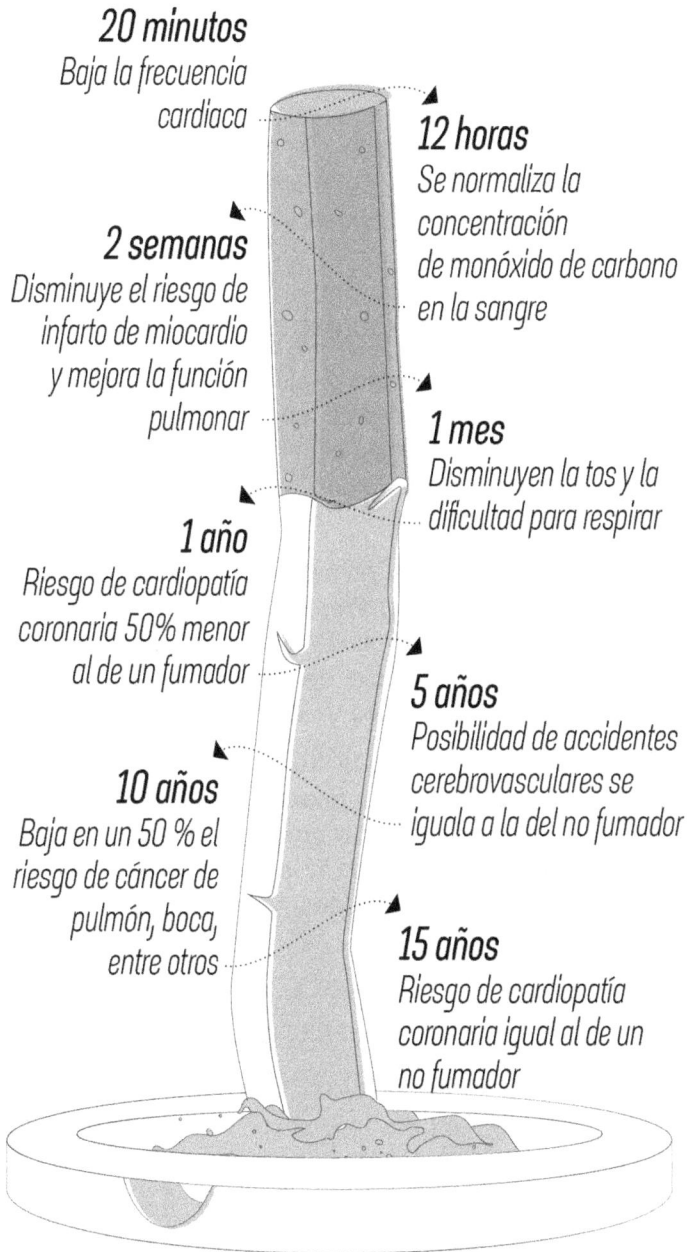

20 minutos
Baja la frecuencia
cardiaca

12 horas
Se normaliza la
concentración
de monóxido de carbono
en la sangre

2 semanas
Disminuye el riesgo de
infarto de miocardio
y mejora la función
pulmonar

1 mes
Disminuyen la tos y la
dificultad para respirar

1 año
Riesgo de cardiopatía
coronaria 50% menor
al de un fumador

5 años
Posibilidad de accidentes
cerebrovasculares se
iguala a la del no fumador

10 años
Baja en un 50 % el
riesgo de cáncer de
pulmón, boca,
entre otros

15 años
Riesgo de cardiopatía
coronaria igual al de un
no fumador

Las terribles consecuencias

El sedentarismo, la mala alimentación y los hábitos nocivos no solo conducen al deterioro físico que te describí en los párrafos anteriores, sino a las siguientes manifestaciones intelectuales, emocionales y ¡hasta sexuales!:

Menor capacidad intelectual

El sedentarismo, la mala alimentación y los hábitos nocivos inciden directamente en las capacidades cognitivas y en el funcionamiento cerebral, como confirma el neuropsicólogo Álvaro Bilbao, autor del libro Cuida tu cerebro y mejora tu vida.

"El cerebro necesita alimentación, hidratación, oxigenación y sueño, pero también estímulos que le permitan mantener un desarrollo intelectual constante a lo largo de toda la vida y un flujo de emociones que permitan mantener un ánimo positivo y equilibrado", dice el experto.

El científico advierte que "la mejor póliza de seguros para combatir el estrés, la ansiedad y las enfermedades como el Alzheimer es tener una buena salud cerebral". ¡Es sorprendente la relación que existe entre el nivel de actividad física y las conexiones neuronales!

Quienes se ejercitan suelen estar más **despiertos, ser más creativos, entusiastas** y concentrarse más y mejor.

Estado de ánimo decaído

El sedentarismo, la mala alimentación y los hábitos nocivos no solo comprometen el bienestar físico, sino también el emocional, la autoestima, la capacidad de establecer relaciones satisfactorias con los demás, la manera de asumir el futuro y hasta el sentido del humor.

Algunas de las muchas "perlas" emocionales de una vida sedentaria son el aislamiento, la irritabilidad por los frecuentes dolores musculares y articulares, el estrés, la ansiedad, la apatía, la frustración por falta de voluntad para conquistar metas, el embotamiento afectivo y, en algunos casos, ¡hasta la desesperanza! Lo grave del sedentarismo es que, si no se está dispuesto a llevar una vida más movida, se consolida a sí mismo en un eterno círculo vicioso.

Sin selfis en la playa

Si nos ponemos vanidosos, ya sabemos que ser sedentario, alimentarse inadecuadamente y arrastrar hábitos nocivos se reflejan en la apariencia. Desde una piel opaca y flácida, hasta la imposibilidad de sentirte cómodo con tu cuerpo cuando vas a la playa durante vacaciones o en fines de semana.

¡El sexo también sufre!

Te sofocas, te detienes por un minuto, "ya va, espérate un momentico a que recupere la respiración", hasta dirá alguno. Pues sí: no estar en forma atenta contra una de las actividades más placenteras del mundo: el sexo.

Mantener una vida inactiva reduce la resistencia, la movilidad y hasta el entusiasmo durante los momentos de pasión. Un estudio publicado en la European Jornal of

Applied Physiology advierte que el sedentarismo no solo impide tener buen sexo, sino que hasta puede acarrear disfunción eréctil y menor esperma en los hombres, así como causar inapetencia sexual en las mujeres.

Y tú... ¿cómo estás?

Los 4 elementos que relacionan la condición física y la salud son la resistencia aeróbica, la resistencia muscular, la flexibilidad y la composición corporal. Para medir estos criterios, te propongo el siguiente y muy sencillo cuestionario que, con la mano puesta en el corazón, debes responder para medir si te encuentras en buena o mala forma:

• Agáchate e intenta tocar el suelo con las manos sin doblar las rodillas. ¿Hasta dónde llegas? ¿Hasta el suelo, los pies, o las rodillas?

• ¿Practicas algún tipo de deporte?

• ¿Sientes que el cuerpo te "pesa"?

• ¿Te falta la respiración cuando subes las escaleras de un edificio y apenas vas por el segundo piso?

• ¿Le prestas atención a lo que comes?

¿Te cuesta **levantarte de tu asiento,** o sientes fatiga o mareos al hacerlo?

• Al tomar un niño entre brazos, ¿al cabo de un par de minutos tienes que dejarlo porque sientes que tus fuerzas te fallan?

• Para ver si tienes buen equilibrio, mantén la posición del flamenco, de pie, y toma una pierna doblada hacia atrás. Inténtalo por medio minuto. ¿Te caes o no?

• ¿Sientes dolores de espalda sin que haya una razón médica?

• ¿Duermes 8 horas diarias?

• O, pese a dormir esas 8 horas, ¿te levantas cansado y sin ánimo de enfrentar como se debe el nuevo día?

Podría poner muchas preguntas más, y hay tests especializados para conocer al detalle tu condición física. Pero tú conoces tu cuerpo y, quizá sin contestar la primera pregunta, ya tienes la respuesta.

¡Ya tener este libro entre tus manos indica que estás tomando acción ante una condición física que no consideras la más adecuada! Es hora de tomar consciencia y enrumbar tu voluntad para un cambio de estilo de vida favorable.

¡Te tengo buenas noticias!: los malos hábitos basados en el sedentarismo, la mala alimentación y los hábitos nocivos **pueden cambiarse positivamente** si reconocemos en qué se ha fallado para empezar con las correcciones.

Fitness = estilo de vida

El fitness es mucho más que verse bien: es un **conjunto de capacidades que se desarrollan integralmente**. ¡Es una manera de ser y de estar en el mundo!

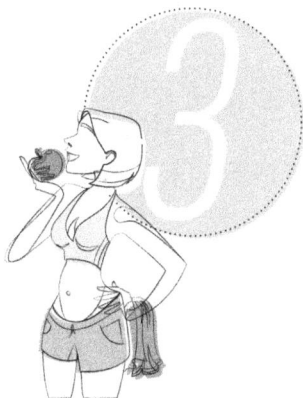

Muchos manejan la idea equivocada de que mantener un estilo de vida saludable es un sacrificio cansón —"Ay, qué fastidio: ¡hoy me toca ir al gimnasio!"— o que solo lo practican las personas egocéntricas que buscan publicar sus abdominales en las redes sociales. ¡Nada más lejos de la realidad!

Del otro extremo de la acera en el rosario de achaques y enfermedades mencionado en el capítulo anterior, ser o estar fit es gozar de buena salud, ser flexible, disfrutar tu vida buscando las mejores opciones —o las más inteligentes—, y no discutir contigo acerca de que si te falta o si te sobra algo. ¡Es sentirse, moverse y verse bien!

En pocas palabras, te dejo esta fórmula sencillísima que te sugiero grabar en tu mente:

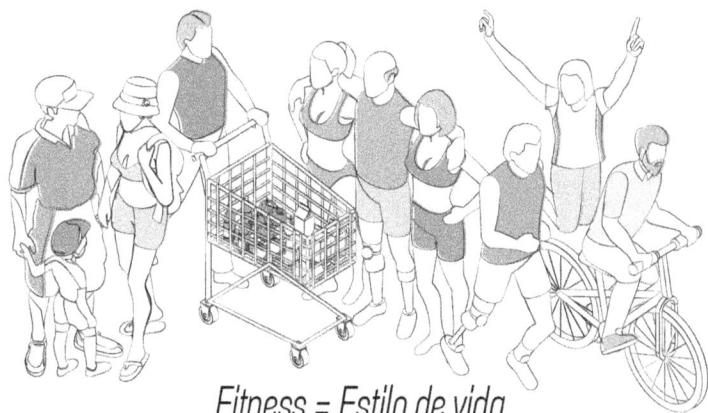

Fitness = Estilo de vida

No se trata de permanecer un mes en un gimnasio o hacer una dieta extrema — todas peligrosas— para pretender bajar 15 kilos en apenas un mes. <u>Es un estilo de vida a cultivar día a día,</u> sin fijar fecha en el calendario.

El fitness es mucho más que verse bien: es un conjunto de capacidades que se desarrollan integralmente. Ser fit es una manera de ser y estar en el mundo. Puedes pensar en glúteos, abdominales, piernas, pecho... pero piensa mejor en un estilo de vida.

Lo demás vendrá solo.

Entrenamiento para funcionar mejor

Desde hace décadas los especialistas deportivos y los profesionales de la salud se han esforzado en desarrollar avances y rutinas para aumentar los beneficios del fitness. Una de las tendencias más recientes, paradójicamente, remite a los movimientos más primitivos del hombre: es el llamado fitness funcional. Esa es la corriente que refleja mi practica y que te presentaré a lo largo de este libro.

Bueno, por naturaleza, el ser humano está siempre en movimiento. Desde tiempos ancestrales, caminaba (nuestra evolución indica que podemos caminar cerca de 30 kilómetros por día), corría, cazaba, trepaba, se agachaba y su posición natural era la sentadilla. Pero estos movimientos naturales se han ido perdiendo y, con ello, las buenas condiciones físicas.

El fitness funcional propone un retorno a ese dinamismo natural, a través de movimientos básicos del cuerpo que están presentes en nuestra vida cotidiana. Es transferir la manera que tenemos de movernos en la vida real, pero practicados de manera que no causen lesiones ni dañen el cuerpo.

En mi filosofía, el entrenamiento funcional no solo esculpe un buen cuerpo (¡cosa que todos queremos!), sino que también debe prepararte para cualquier actividad cotidiana, desde recoger un objeto del piso, cargar las bolsas del automercado, correr para que no se vaya el vagón del metro o el autobús, saltar un charco en la calle luego de una tarde lluviosa, limpiar la casa, pintar una pared, cargar el peso de un niño en brazos o subir sin cansarse al tercer piso de tu edificio ¡Incluso puedes mejorar tu actividad sexual y recuperar la potencia perdida en la cama!

Muchos dolores y lesiones típicas del deporte (como lumbalgias, contracturas, tortícolis, etc.) son causados por posturas incorrectas durante las prácticas o por el uso excesivo de ciertos músculos. Una de las ventajas de los ejercicios funcionales es que asumen el cuerpo como una unidad, tomando en cuenta tanto los músculos necesarios para moverse, como los que se encargan de la postura y el equilibrio.

> Durante años, el fitness se enfocó en ejercicios localizados y centrados en el grupo de músculos que específicamente se va a entrenar. <u>Hoy el enfoque se orienta más hacia la salud</u> para mejorar la calidad de vida y proteger al cuerpo de dolores y lesiones.

Cada movimiento que se realiza va destinado a mejorar la movilidad y la calidad de vida. Por eso trabaja con movimientos fundamentales como planchas, sentadillas, estocadas, empujes, jalones, rotaciones y bisagras. Entre sus muchos beneficios están:

- Te convertirás en una persona más ágil, con mayor resistencia, flexibilidad, fuerza, velocidad, agilidad y equilibrio.

- Mejoras en las actividades de tu día, desde las tareas que involucran un esfuerzo físico, hasta el sexo.

- Vas a ganar centímetros gracias a una mejor postura corporal.

- Menos probabilidades de lesiones.

- Adelgazarás.

- Tendrás mejor movilidad articular y muscular.

- Fortalecerás tus huesos.

- Trabajarás músculos secundarios.

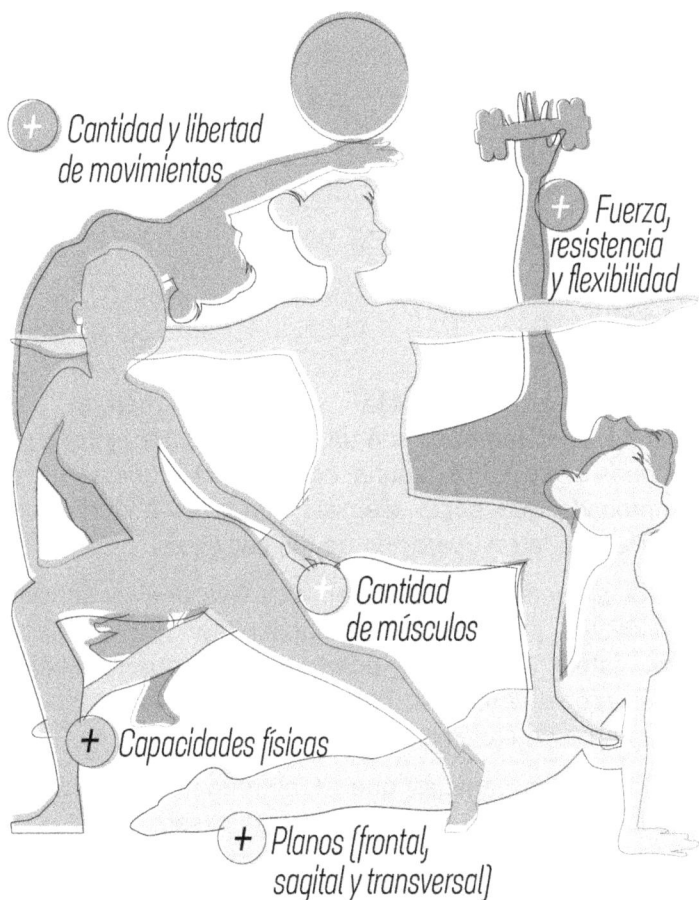

+ Cantidad y libertad de movimientos

+ Fuerza, resistencia y flexibilidad

+ Cantidad de músculos

+ Capacidades físicas

+ Planos (frontal, sagital y transversal)

Una práctica ¡para todos!

Cualquier edad es buena para practicar el entrenamiento funcional. A diferencia de lo que se pensaba en otros tiempos, hoy se sabe que las personas mayores deben ser cada vez más activas. Así refuerzan el equilibrio, la resistencia, la firmeza y la flexibilidad, condiciones importantes para evitar caídas y otros percances.

Los aportes del entrenamiento funcional a la actividad muscular, la coordinación y el equilibrio convierten esta práctica en **una de las más populares entre la gente adulta, los deportistas y hasta las mujeres embarazadas,** por implicar movimientos naturales cuyas rutinas se adaptan a las necesidades de cada quien.

Siempre bajo estricta supervisión médica, las enfermedades tampoco son un obstáculo para ejercitarse, y menos si se sufre alguna enfermedad crónica. Se ha comprobado que hacer ejercicio eleva las endorfinas y contribuye a la recuperación de los pacientes.

Por si fuera poco, ¡los ejercicios funcionales también son ideales para los niños! Pueden ser tan divertidos como patear un balón y, además, los menores trabajan con su propio peso y no con cargas externas agregadas a su cuerpo en crecimiento.

¡Sobran las ventajas que el entrenamiento funcional produce entre los más pequeños de la casa!:

• Adquirir un mayor tono y control sobre sus movimientos corporales.

• Ayuda a controlar el sobrepeso, la obesidad y el porcentaje de grasa corporal. Media hora de actividad diaria en los niños previene la obesidad infantil.

• Mejora la mineralización de los huesos y disminuye la osteoporosis en la edad adulta. Según un estudio de Christiane Scheffler, antropóloga de la Universidad de Potsdam, Alemania, "los esqueletos de los niños se están volviendo frágiles". Si no se ejercita, el hueso se deteriora.

Scheffler llegó a esa conclusión cuando comparó cuán robustos eran los cuerpos de los niños entre 1999 y 2009, y encontró la relación directa que hay entre la fortaleza de los esqueletos de los niños y lo que los pequeños caminan cada día. De acuerdo a este estudio, "hacer deporte no te ayuda tanto si tu madre te lleva en auto a tus prácticas".

• Beneficia enormemente el desarrollo y la capacidad de atención y concentración.

• Potencia la socialización, especialmente importante en aquellos niños con dificultades para relacionarse con otros pequeños.

• Mejora su autoestima porque ayuda a trazar metas, superarlas y a conocer mejor sus capacidades y mayores limitaciones.

En cualquier caso, todos tienen motivos diferentes para empezar a entrenar. Algunos por sugerencia del médico o del que debió atenderte una dolencia puntual. Otros porque ven en el ejercicio una puerta de salida a su aislamiento, tristeza o depresión. Muchas personas más para mejorar su cuerpo y verse bien, ¡sobre todo cuando se enamoran!

Sea cual sea tu motivo, te puedo decir que tu principal motor debe ser gozar de una buena salud, poder moverte bien y llegar a viejito sin bastón, ¡lo demás viene con disciplina y tiempo! La disciplina es lo más importante para obtener la recompensa por tu esfuerzo.

¡Vale la pena!

Cambia tu mente, ¡cambia tu vida!

Tus estados físico y mental dependen de **tu determinación consciente** de adoptar un estilo de vida saludable.

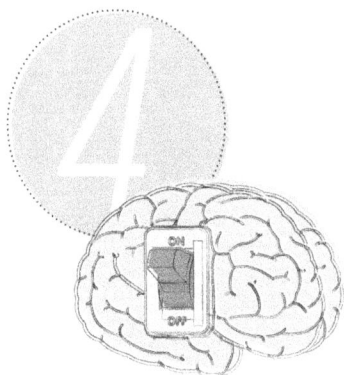

¿Recuerdas que en las primeras páginas te comenté que, pese a la constante práctica de actividades deportivas, siempre fui un niño delgado? ¡Imagínate que me hubiese conformado con aquella condición física! En algún momento descubrí que, más que en mi cuerpo, la respuesta estaba en mi mente.

Por eso me gustaría detenerme ahora en las creencias que nos infunden nuestros padres y protectores cuando somos niños y que se manifiestan en frases como las siguientes:

• "Los niños gordos y cachetones son hermosos y los más sanos".

• "Los niños delgados están pasando hambre".

• "Es un muchacho, dale todas las golosinas que quiera".

• "Comida sin gaseosa o jugo no es comida".

• "Si no hay postre lleno de azúcar no es una comida completa".

• "Eso no hace daño porque es natural".

• "Si corres te vas a romper las rodillas".

• "Ven a ver la tele y deja de jugar en la calle".

Muchas veces las creencias que nos inculcaron de pequeños no desaparecen, sino que tienen su versión cuando somos adultos. Como la del amigo que alardea de su barriga cervecera como señal de "buena vida".

O cuando nuestros seres queridos, sean padres o pareja, fastidian con frases como "se va a morir de hambre", "ya parece anoréxica", o "parece un bebé comiendo cada tres horas" ¡y bla bla bla!

En este capítulo pongamos la lupa sobre las creencias. Este tema es importante para trabajar la apertura mental y cambiar los paradigmas que nos limitan, así como aprovechar los que nos fortalecen.

> El sobrepeso, la fatiga física y hasta las enfermedades son los síntomas: <u>el problema está en la mente.</u>

Creencias: ataca el problema, no los síntomas

La Real Academia Española (RAE) define una creencia como aceptar una idea que se considera verdadera. Cuando esa idea está asentada con todos sus dientes y uñas en el subconsciente, es muy difícil removerla pues afecta el concepto que tenemos de nosotros mismos y de los demás.

Pero las creencias no son la realidad. Son solo nuestra visión personal sobre nosotros mismos y el mundo que nos rodea. Este esquema mental constituye nuestra identidad, por lo que ir en su contra por lo general tiende a desestabilizarnos.

De allí que cuando alguien cree en algo con todas sus fuerzas, es muy difícil convencerlo de lo contrario: la mente descarta lo que no "cuadra" con las ideas afincadas, como un perro que se niega a soltar su hueso.

Las creencias son poderosísimas porque alguna vez llegaron (desde la familia, educadores, amigos, experiencias propias y de familiares) para moldear nuestra conducta. La experiencia y el tiempo las convirtieron en una costra mental muy dura de romper. Pero por ser una elaboración personal, tú puedes decidir favorecer las conductas beneficiosas y hacer desaparecer aquellas limitantes o perjudiciales.

Los seres humanos tenemos el poder de decidir derrotar los impulsos del subconsciente y las ganas del cuerpo de mantenerse quieto. Siempre lo más difícil es empezar. Y hasta la persona más importante tuvo que dar un simple primer paso. Pero te repito, todo está en la mente. Si quieres, ¡puedes! No te desanimes, así se vea complicado. Solo hazlo y, poco a poco, notarás los estupendos resultados.

Primer paso: toma de consciencia

Todo esto que te he venido diciendo puede, como se dice coloquialmente, entrarte por un oído y salirte por el otro si no tomas consciencia de su impacto en tu vida. Pero el conocimiento reflexivo de las cosas, que es tomar consciencia de las creencias limitantes, no surge de un día para otro.

Por lo general, y lamentablemente, debe darse una situación desafortunada para que la mayoría recapacitemos, como son las enfermedades, trastornos y limitaciones relacionadas con el sedentarismo, la alimentación y los hábitos nocivos.

No te quejes de tu cuerpo ¡Es tu cuerpo quien debería quejarse de ti si no tienes la fuerza de voluntad para abandonar los malos hábitos, controlarte a la hora de comer y si no practicas ejercicios! Tu físico depende de tu determinación consciente de adoptar un estilo de vida saludable.

Aparta el temor a emprender nuevos retos, **mantente en la búsqueda incansable de tu mejor versión**. Lo primero que debes hacer es mantener mente, cuerpo y alma en sintonía.

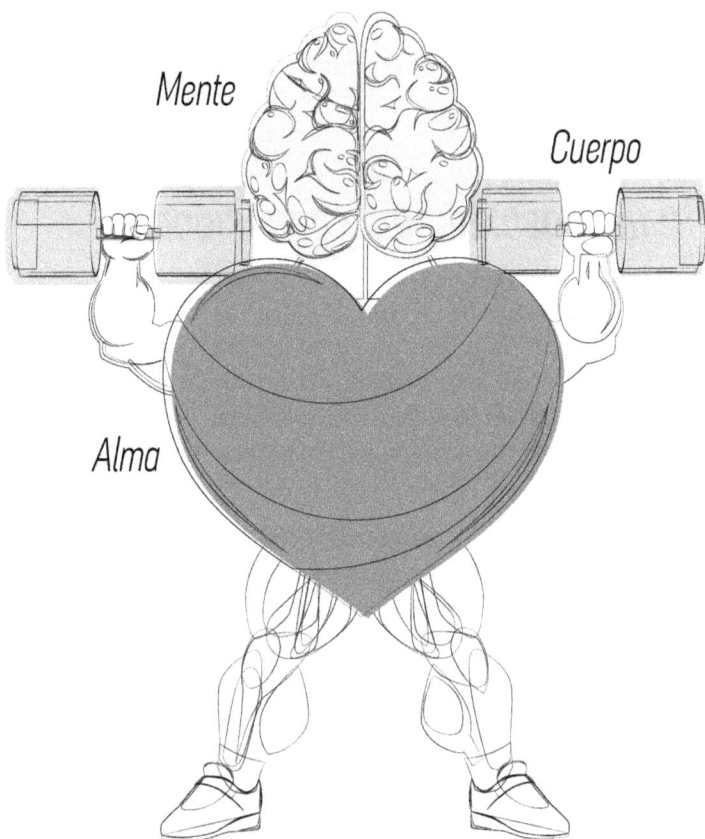

Mente

Cuerpo

Alma

Tu actitud determinará tu dirección. Tu actitud es la única diferencia entre un buen día o un mal día, entre una buena vida y una mala. Si no te gusta algo, ¡cámbialo! Repite conmigo: "¡estoy listo para empezar hoy!". Y asume como un mantra las sabias palabras del Budha:

Lo que pienses,

Lo serás.

Lo que sientas,

Lo atraerás.

Lo que imagines,

Lo crearás.

Conviértete en tu mayor motivación. Escala los obstáculos que se presenten en tu camino, no dejes que nada te detenga. "Si lo crees, lo creas", dijo el gran motivador venezolano Maikel Melamed, a quien admiro mucho por superar desafíos físicos y hoy inspirar a muchas personas, entre las que me cuento.

Practica la atención plena

El ajetreo de la vida diaria, que si llevar a los niños al colegio, hacer el mercado o preparar un informe que deberás presentar a tu jefe esta semana, hace que parezca imposible detenerse por un momento para pensar. Algunos creen (¿ves?, volvemos al tema de las creencias) que es una pérdida de tiempo, que para obtener resultados hay que estar siempre en movimiento.

Esa es una verdad a medias. Por supuesto que tomar acciones es un paso importantísimo para alcanzar tus objetivos, pero dentro de todo este proceso hay un paso previo que debes tomar en cuenta: detenerte a meditar y reflexionar sobre lo que quieres y lo que harás para lograrlo. Si no lo haces, vivirías en piloto automático y sin rumbo definido.

Quizá has escuchado hablar del mindfulness. Un vocablo anglosajón que se traduce literalmente como atención plena. Esta práctica te permitirá adquirir nuevos hábitos de vida de una manera consciente y duradera, sin ansiedad por el futuro, pues te centras en lo que haces aquí y ahora.

Te comparto una frase del escritor francés Albert Camus que resume muy bien lo que quiero decirte: "La verdadera generosidad para con el futuro consiste en entregarlo todo al presente".

Tener la mente enfocada en el presente permite tomar conciencia de lo que te está pasando para construir la capacidad, con los recursos internos y externos con los que cuentes, de enfrentar tu estrés, dolencias, reveses y propósitos de tu vida. De allí que el mindfulness es una práctica integral porque apunta a la armonía entre el cuerpo, la mente y el alma, y busca que dejemos de distraernos con las dificultades del día, para conectar con lo realmente importante.

El resultado es el equilibrio y la paz mental que ayuda a fortalecer la constancia, la autoconfianza y la asertividad. Si la cultivas, poco a poco desaparecerá la ansiedad por resultados rápidos o automáticos en el área de los ejercicios y en cualquier otro ámbito de tu vida.

Hay muchas maneras de cultivar la mente plena. Acá de tejo dos de los ejercicios más sencillos:

Atención plena de un minuto

Puedes hacerlo en cualquier lugar. Se trata de concentrarse durante un minuto en tu propia respiración. Echa mano del cronómetro de tu móvil (asegúrate de que suene la alarma) para medir el minuto, y siéntate de manera erguida pero relajada, con las piernas firmes en el piso. No tienes que tener posición de yoga, sino una con la que te sientas cómodo o cómoda.

Ahora aquieta tus manos y entrelázalas o, si prefieres, ponlas en cada rodilla o muslo. En fin, como te sea más cómodo y natural. Cierra los ojos y ponle atención a tu respiración. Tendrás pensamientos que te distraerán, pero busca siempre retomar el foco en la respiración. Cuando suene la alarma, abre los ojos. Verás que tan corto tiempo te permitió estar un minuto más consciente de ti mismo.

Atención a los sonidos del momento

Es un ejercicio propuesto por Jonathan García-Allen, psicólogo y entrenador personal español, y con el que podrás conectarse con los sonidos del entorno. Se trata de escucharlos tal y como suenan, sin intentar identificarlos y sin calificarlos de agradables o desagradables.

Solo escucha los sonidos mientras respiras conscientemente tratando de evitar distraerte. Explica García-Allen que "al escuchar sonidos que entran por nuestros oídos, surgen pensamientos y sentimientos relacionados con lo que estamos oyendo, por lo que este ejercicio trata de conocer el silencio y el sonido de forma no conceptual (sin pensar) sino experiencial (sintiéndolos)".

La excelencia es un hábito

Creo que somos lo que hacemos repetidamente. Y la excelencia no es un acto, es un hábito. Así que encuentra un propósito alineado a tus valores y deseos para repetir las acciones sin cansarte y convertirlas en hábitos.

Los hábitos son acciones o tareas que repetimos de forma automática y sin esfuerzo, porque al cerebro le gusta repetir actividades que considera agradables.

Si deseas cambiar un hábito nocivo, tienes que poner fuerza de voluntad para "convencer" a tu cerebro de que adopte este cambio.

William James, padre de la psicología científica, habló de 21 días para cambiar o adquirir un hábito. Según este especialista, el periodo más duro para dejar de fumar, minimizar el consumo de grasas o visitar el gimnasio, son los primeros 21 días. Luego de esas tres primeras semanas, ya el cuerpo comenzará a acostumbrarse y comenzará a asumir la nueva actividad como un hábito. ¿Te atreves a probar este método?

En todo caso, el tiempo dependerá de la disposición de repetir las acciones y de la actitud y pasión que le pongas. Por ejemplo, si quieres habituarte a una rutina de ejercicios, comienza primero con lo que te gusta y hazlo gradualmente. Si te encanta nadar, no te pongas excusas para no ir a la piscina más cercana a tu casa. Igual si te gusta andar en bicicleta o caminar.

Por el contrario, si te cuesta dejar el carro para ir a la tienda que apenas queda a 100 metros de tu hogar, empieza saliendo para saludar al vecino y, día a día, súmale metros a tu recorrido.

Mis pasos para crear hábitos

Cualquiera que sea tu meta fitness o en otra área de tu vida, la forma más fácil de alcanzarla es crear o cambiar nuestros hábitos. Como sé que no es fácil incorporar nuevos hábitos, aquí te dejo otros consejos que a mí me han dado muy buenos resultados:

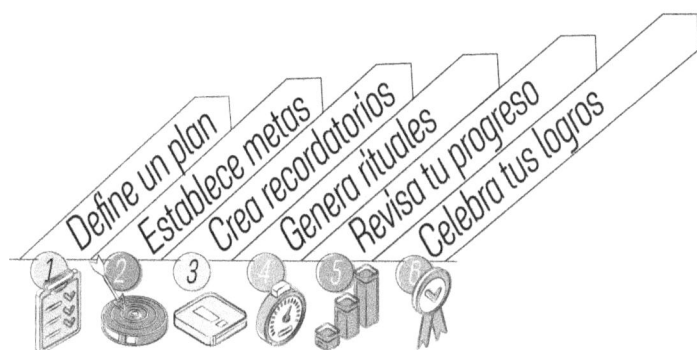

Define un plan — Establece metas — Crea recordatorios — Genera rituales — Revisa tu progreso — Celebra tus logros

Define un plan

Con un plan sabrás cuál es el destino que deseas y cómo llegar a él, ya sea perder kilos de más o alcanzar la condición física para realizar tus tarea cotidianas. Con un plan evitarás las excusas, reducirás el riesgo a fallar, y sabrás si te estás yendo por el camino equivocado.

Establece metas específicas

Luego de haber establecido un plan, fija metas simples y empieza por hacer los cambios progresivamente. Al final, recuerda medir si estás alcanzando esas metas. De no ser así, reconsidera tus acciones.

Crea recordatorios

Inventa formas de crear avisos para acordarte de lo que tienes que hacer. Puede ser una alarma, o notas pegadas a la puerta de la nevera o sobre tu escritorio. Pese a los avances de la tecnología, ¡los post-it nunca pasan de moda!

Genera rituales

Los rituales son pasos que haces de la misma forma todos los días. Recuerda que la repetición crea nuevas conexiones neuronales y va moldeando el cerebro.

Revisa y analiza tu progreso

Llevar el control de tus logros te permitirá detectar si ha habido fallos y cómo cambiarlos.

¡Celebra tus logros!

Esto es clave para mantenerte motivado y ¡ver lo lejos que has llegado! Así que no sientas pena y regálate a ti mismo algo que te guste para aumentar tu entusiasmo.

La fórmula: motivación, disciplina y constancia

"El que domina a los otros es fuerte, pero el que se domina a sí mismo es poderoso", te comparto esta sentencia de Lao Tzu porque estoy convencido de que nosotros somos nuestros mayores rivales a vencer.

Aplicar en tu día a día tres elementos vitales:
<u>motivación, disciplina y constancia</u>.

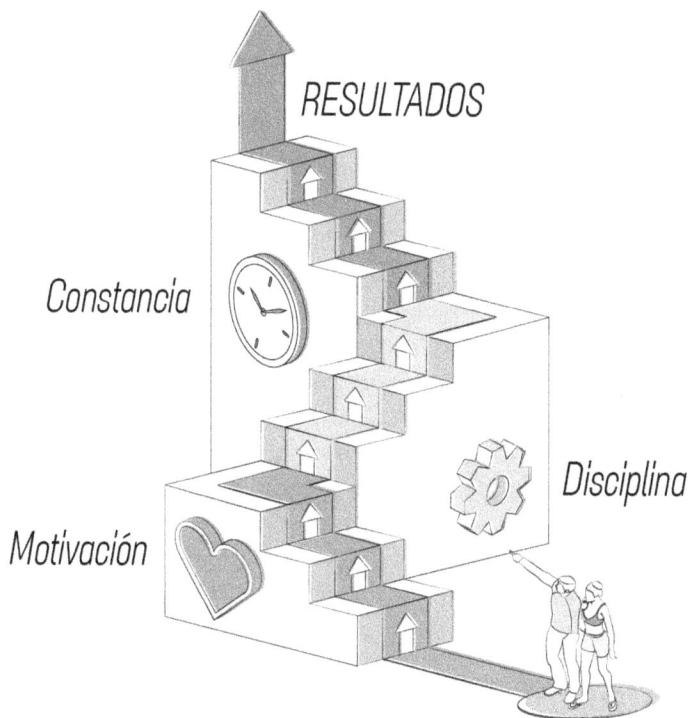

Motivación

Muchas personas buscan empezar un estilo de vida saludable para sentirse y verse mejor, porque se casan dentro de un par de meses, por llegar fit a las vacaciones en la playa o porque conocieron a alguien en Instagram y quedaron en verse dentro de poco. Todo se vale, siempre y cuando tus motivos estén alineados a tu proyecto de vida y te inspiren.

La motivación es la chispa que enciende la voluntad y lo que te impulsará a moverte y a tomar acciones de provecho. Puedes conseguir esta motivación dentro de ti mismo, y también en factores externos, como le pasó a un usuario anónimo de redes sociales, animado por el mismísimo Terminator. La inaudita conversación la leí hace poco en un medio digital: "He estado deprimido durante meses y no he ido al gimnasio. Señor Schwarzenegger, ¿puede por favor decirme que me levante de mi perezoso trasero y vaya al gimnasio? Juro por todo lo que quiero que me animaré e iré".

A lo que el famoso actor y exfisicoculturista profesional, Arnold Schwarzenegger, respondió generosamente: "No seré tan duro contigo. Por favor no seas tan duro contigo. Todos enfrentamos desafíos. Todos pasamos por fracasos. A veces la vida es una rutina de ejercicio. Pero la clave es levantarse. Solo moverte un poco. Levántate de la cama y haz algunas flexiones o ve a caminar. Simplemente haz algo. Un paso a la vez, espero que te sientas mejor y regreses al gimnasio. Pero no te des tan duro, no tiene sentido. Eso no te pone más cerca del gimnasio. Y no tengas miedo de pedir ayuda. Buena suerte".

Perder grasa corporal o aumentar músculos son procesos que requieren tiempo, esfuerzo y constancia. Cada cuerpo es un mundo y **tu competencia eres tú mismo**. ¡No te compares con otra persona!

Disciplina

Meses atrás conocí a un guatemalteco de 67 años de edad llamado Willy Franco. ¡Tenía un cuerpo excepcional! Un abdomen mucho más marcado que el mío. Cuando le pregunté cuál era su secreto, me respondió: "Ser apasionado. Pero ese es solo el primer paso porque puedes tener mucha pasión, pero de nada sirve si no tienes disciplina".

El primer paso para ser disciplinado es organizarlo todo: desde las comidas, los entrenamientos, el tiempo con tus hijos y tu agenda de trabajo.

La disciplina también implica aprender la mejor forma de realizar las cosas. Cuanto más cantidad y aspectos conozcas, mejores resultados obtendrás. Así que busca información sobre alimentos y ejercicios, por qué realizar algún ejercicio, o cuándo y cuánto descansar ¡Ya con tener este libro entre tus manos has dado un gran paso!

> Cambiar la rutina que llevas por tanto tiempo por una nueva puede ser un caos. Lo admito: no es sencillo y necesita de un tiempo de adaptación. Por esto, la **disciplina es importante** al comenzar un estilo de vida.

Constancia

Me encuentro a diario con personas que se quejan de como están, que no suben de masa muscular o que no bajan de talla de pantalón. La gran pregunta del millón de dólares es: ¿qué están haciendo diferente para obtener resultados diferentes? Muchos desean cambios en su estilo de vida, pero la emoción les dura la hora en que están en el gimnasio.

Luego de la primera invitación a un evento social, cuando el siguiente viernes lo llama un amigo para salir a tomarse unas bebidas, o durante el primer ataque de ansiedad porque llevan tres días sin comer chocolate, olvidan su deseo de transformación y le dicen ¡Sí! a todo lo que se les pasa por la mesa.

Los cambios requieren esfuerzo. <u>No esperes milagros si no cumples con tu parte del trato</u>. Es tu salud, tu cuerpo, ¡tu única vida! Haz que valga la pena y cuando te encuentres en óptimas condiciones físicas, notarás cómo mejorarán muchos aspectos de tu vida.

Para que no te aburras

También el aburrimiento puede ser una de las causas del abandono de un nuevo estilo de vida. Por ejemplo, uno de los factores que fastidia a muchos es la repetición de las mismas rutinas semanas tras semanas. Para que eso no te pase, mi recomendación es que varíes los ejercicios acostumbrados.

De acuerdo a tu objetivo, busca rutinas diferentes y divertidas. Si te aburre pasar 45 minutos sobre la caminadora, cambia por un hit o sprints y te aseguro que en la mitad de ese tiempo conseguirás el doble de resultados. Eso sí, bajo la supervisión de tu entrenador y sin caer en estupideces como las publicadas en las redes sociales.

Cuando entrenas, tienes que hacer ejercicios que te gusten y ¡hacerlos con pasión!

Ningún gran logro ha sido conseguido sin un gran esfuerzo. "El éxito llega a quienes están dispuestos a trabajar un poco más duro que el resto", dijo el escritor estadounidense Og Mandino, en una frase que utilizo como mi mantra personal, y que te invito a que tú también la asumas como tal.

No hay atajos a cualquier lugar al que merezca la pena ir. En la vida pasa como en las pesas: mientras más peso llevas y mejor lo haces, más creces. No es que se haga más fácil: ¡eres tú quien se vuelve más fuerte!

No lo asumas como un sacrificio

El cambio de mentalidad también es no asumir tu nuevo estilo de vida activo como un sacrificio. Si lo tomas de esta manera, sentirás que dedicar unos minutos a la actividad física en vez de permanecer echado sobre el sofá, o comer una manzana como merienda en vez de un churro espolvoreado con abundante azúcar, es un vía crucis y que te estás perdiendo, como he escuchado muchas veces, "las cosas más sabrosas de la vida".

¡Por el contrario! Disfrúta al máximo tu nuevo estilo de vida. Cada avance es un logro a saborear. El fitness no te seducirá si lo asocias con sacrificio y dolor muscular, pero si dejas de lado los tres primeros días que se viven al iniciar ejercicios, verás que la seducción sigue allí, intacta y dispuesta a levantar el ánimo de quien se atreva.

Haz que te guste ¿Sabes por qué? Porque nadie se cansa de algo que le gusta. Crear y mantener un estilo de vida saludable no debe ser una carga. Claro que al inicio, como todo en la vida, cuesta; pero a medida que notas los resultados como una mejor salud, mayor autoestima, mejores relaciones interpersonales y el cuerpo que siempre quisiste, te enamorarás de esos cambios.

Una persona que prueba el ejercicio jamás vuelve a ser la misma. Verás que lo que parecía ser una rutina, se disfruta, se vive y, lejos del cansancio que pueda producir, se convierte en un escape a los sinsabores del día a día. Tú tienes la decisión. ¡Empieza de una buena vez!

Aparta a los criticones

Cuando tenía 16 años, alguien muy cercano llegó a decirme "dedícate a otra cosa porque de eso morirás de hambre". Como en esa ocasión, ¿una persona ha intentado apagar tu pasión? Y lo más importante: ¿tú lo has permitido?

Con constancia y disciplina los cambios llegan, adelgazas, te sientes activo, feliz y mejor que nunca. Pero para el resto de las personas, siempre estarás o muy gordo o muy delgado, o con mucho músculo o te faltara aquí o allá. De repente alguien te dice que te ves mal, que has adelgazado mucho, que te veías mejor antes, que para qué haces dieta. ¡Tú vive feliz y disfruta cada momento del proceso!

Por nada del mundo permitas que frustren tus metas y sueños con **críticas que no aportan nada positivo**.
El gran placer de la vida es hacer lo que la gente dice que no puedes.

Observa al que tanto te critica y seguramente hallarás a una persona frustrada que jamás ha hecho algo por su salud y su cuerpo, que ignora qué es hacer ejercicio y comer saludable, que solo busca juzgarte por lo que tanto te has esforzado. Quien te critica, en el fondo no está a gusto consigo mismo.

Por el contrario, alguien que mantenga una alimentación saludable y se preocupe por su salud, jamás buscaría perjudicarte, te dirá lo bien que te ves, te felicitará porque es consciente de lo duro que trabajaste para llegar donde estás. Así que aléjate de personas tóxicas que quieren, consciente o inconscientemente, destruir tu confianza en ti.

Tampoco tú juegues el papel de juez. No critiques. Al contrario, admira a esas personas que buscan cuidar su salud y su cuerpo, ese castillo tan importante que llevamos con nosotros hasta el día que partimos de este mundo. Busca ser feliz y deja que los demás lo sean.

Cambios poco a poco

Comenzar un estilo de vida sano buscando cambiar algo de ti porque lo odies, hará que quieras el cambio muy rápido, llevándote a cumplir con dietas demasiado estrictas y sobreentrenamientos. Pero recuerda: los cambios deben darse poco a poco. Si no, es posible que tu salud se vea seriamente afectada.

Por otra parte, si solo piensas en lo que harás cuando consigas tu objetivo, como "cuando adelgace me compraré ropa nueva", te perderás de vivir del viaje, como dicen. Disfruta tanto del proceso de cambio como cuando ya hayas logrado tu objetivo. Visualiza tu destino y disfrútalo como si ya hubieras llegado.

A veces el resultado final toma su tiempo, entonces la motivación disminuye y terminas tirando la toalla. Así que debes ir poco a poco y disfrutar de los pequeños cambios. Solo así le agarrarás el gusto a este nuevo estilo de vida. Piensa bien en esto: un cuerpo en forma y saludable responde a un estilo de vida, no a un propósito con fecha de vencimiento.

> Hay muchas formas de comer mejor y de hacer deporte, así que elige la que mejor se adapte a ti. <u>La clave está en que disfrutes no solo el cambio, sino el proceso de cambiar.</u> Deja de prometer, hablar y pensar; empieza, ¡no importa lo corto que sea tu primer paso!

Romper con el sedentarismo, la mala alimentación y los hábitos nocivos, como te dije, se logra gradualmente para garantizar que esta ruptura sea duradera. Paso a paso se llega lejos, lo sabemos. Pero el primer paso es crucial para empezar. De modo que permíteme darte el empujoncito inicial con estos 6 pasos para cambiar:

- **1. Conciencia del problema**

Asumir que algo anda mal con tu cuerpo o estilo de vida es el impulso inicial

- **2. Foco**

No es más que tener claro tu objetivo y no distraerte en el camino. Y si tomas distracciones, que estas sean conscientes.

- ### 3. Compromiso

Debes convencerte de querer hacerlo, y asumir el compromiso contigo mismo.

- ### 4. Sin excusas

Eres el dueño de tu vida, no te excuses en las circunstancias o en otros para no dar ese primer paso. Eres la única persona que puedes dar el primer por ti misma.

- ### 5. Persevera

Recuerda que hablamos de hábitos para una vida longeva, ¡que duran toda la vida!

- ### 6. Inspira

Así como los malos hábitos se pegan, ¡los buenos también! Un estilo de vida saludable "contagiará" a tu familia y será motivo de satisfacciones personales.

Mitos a derribar

Te invito a descubrir algunas **creencias erróneas ¡y hasta peligrosas!** en la dieta y la ejercitación. En la película de la salud se han creado héroes y villanos que no lo son tanto.

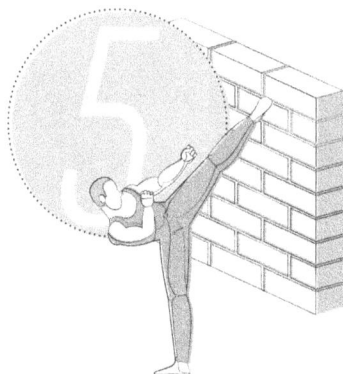

¿Recuerdas que hablamos de las mentiras que se cuentan los adultos? En este capítulo revisaremos una a una las más populares para que no se conviertan en un obstáculo en tu camino de alcanzar un estilo de vida saludable y satisfactorio.

Así que no creas en cuentos de camino y aprende a identificar la verdad de tanta mentira que abunda en el mundo fitness, muchas de ellas generalizadas ya sea por ingenuidad, inexperiencia y hasta irresponsabilidad:

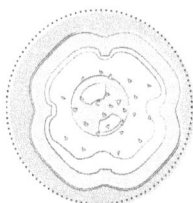

Mentiras en un plato

"Eres lo que comes", reza la frase, aunque algunos se preguntan por qué la silueta de muchas personas no es tan provocativa como esa torta de chocolate, crema y fresas que suelen disfrutar en la cena. Veamos por qué:

"Solo tomo agua cuanto tengo sed"

No existe nada más saludable para el cuerpo que beber agua. No es casualidad: ¡dos tercios de nuestro peso corporal es agua! Para ser más precisos, el 75 % de tu cerebro está representado por el agua que fluye en el flujo sanguíneo, constituye el 92 % de tu sangre, el 75 % de tus músculos y el 22 % de tus huesos.

Ella tiene que ver con la mayoría de las reacciones químicas que suceden en el organismo, combate el envejecimiento, elimina las toxinas de nuestro sistema, regula la temperatura corporal, amortigua las articulaciones, ayuda a la piel y a nuestro sistema inmunológico, y revitaliza el cerebro.

Muchas personas piensan que, por ser tan común, el agua es diariamente reemplazada por gaseosas y líquidos de cualquier tipo. El agua solita es saludable y sabrosa cuando tenemos sed, pero muchos la toman a través de bebidas azucaradas y a un costo muy alto: estas bebidas son unas de las culpables de la pandemia de obesidad.

La hidratación es un asunto de vida o muerte. Y aunque el mecanismo de la sed te avisa cuando el cuerpo se siente deshidratado, es importante no perder de vista algunos síntomas que podrían alertarte de que estás perdiendo más líquido del que tomas. Según un informe del Servicio de Salud del Reino Unido, los principales síntomas de la deshidratación son:

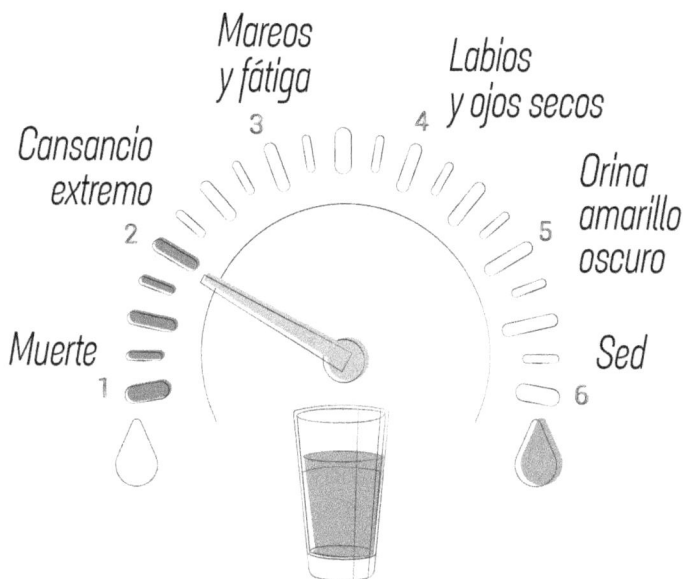

Mareos y fátiga 3
Labios y ojos secos 4
Cansancio extremo 2
Orina amarillo oscuro 5
Muerte 1
Sed 6

- Orina de color amarillo oscuro.

- Cansancio.

- Mareos.

- Labios y ojos secos.

- Orinar menos de cuatro veces al día.

- ¿Sintoma más común? Simplemente sentir sed.

El agua se puede ingerir a través de diversas vías, como frutas, sopas y bebidas. El organismo se encarga de metabolizar tales nutrientes y tomar el agua que necesita para sus funciones. Sin embargo, consumirla tal cual aporta beneficios sorprendentes. Repasemos algunos:

- Evita el estreñimiento. El agua es imprescindible para el metabolismo, es decir, para generar las reacciones químicas en las células que sintetizan o degradan las sustancias que consumimos. Garantizar suficiente agua en el organismo mantiene un proceso digestivo saludable, que incluye la prevención del estreñimiento, que es un trastorno letal para la salud en general y particularmente la condición intestinal.

• Mantiene la salud ósea. Como los huesos están constituidos en un 22 % de agua, su ausencia afecta todo el sistema esquelético, en particular las articulaciones.

• Una aliada de los riñones. El consumo adecuado de agua es esencial para que los riñones funcionen bien, ayudándolos a eliminar residuos y nutrientes innecesarios a través de la orina. Por ello, uno de los síntomas de la deshidratación es orinar menos de 4 veces al día. De ser así, el riñón te está avisando que no puede hacer bien su trabajo. A largo plazo, podría ser peligroso para la integridad renal.

El agua **evita envejecer antes de tiempo,** es vital para las células, facilita el riego sanguíneo y la regeneración celular, garantizando la normal longevidad.

• Facilita la función motora y el ejercicio. Como es la base del flujo sanguíneo, el agua permite la oxigenación de los músculos y su correcto funcionamiento motor. Al mantenernos frescos a través de la regulación de la temperatura, propicia las actividades físicas y el ejercicio.

• Ayuda a la función cerebral. Evitar la deshidratación favorece las funciones del cerebro y mantiene a tono la capacidad para realizar tareas simples, como la solución de problemas. Así que si no tomas suficiente agua, lo más probable es que te mantengas desconcentrado.

- Es un termostato sofisticado y eficiente. Una de las funciones del agua es mantener la temperatura corporal a 37 ° para el adecuado funcionamiento del organismo. Esa maquinaria biológica trabaja a través del sudor, que enfría el cuerpo cuando hay mucho calor o en actividades intensas. Es por ello que cuando sudas sin reponer el agua que se evapora a través de la piel, sientes que te falta energía.

- Controla el peso. La sustitución de bebidas azucaradas por el agua es un gran paso para comenzar a perder peso, como suscribe Barbara Rolls, profesora de medicina de cuidados intensivos en la University College de Londres.

> El cerebro es un "consumidor" de agua a través de la sangre oxigenada que recibe cuando estamos hidratados. Cuando le falta, se producen mareos y jaquecas.

- Previene enfermedades. Mantenerse hidratado es fundamental para garantizar que el sistema inmunológico haga su trabajo de defendernos o recuperarnos de enfermedades que van desde una simple gripe ("bebe mucho líquido y guarda reposo", nos dice el médico cuando estamos resfriados), hasta reducir los riesgos de diversos tipos de cánceres, como el de vejiga y el de colon.

- Retomo aquí el trío mágico del que te he venido hablando: cuerpo, mente y alma: si tienes un cuerpo sano e hidratado, ¡tendrás más disposición para comenzar hábitos saludables! Por todo eso que te comenté, ¡soy un amante del agua como de los calzados deportivos! Y ya que dimos un breve recorrido por sus beneficios, te ofrezco los siguientes trucos para mantenerte hidratado:

- Bebe mucha agua. La OMS recomienda 1 litro por cada 35 kilos de peso corporal.

> No hagas esperar la sed. Si te sientes sediento es porque cada célula de tu cuerpo necesita agua para mantener sus funciones.

- Si te aburre beber solo agua, agrégale frutas picadas para darle otro sabor más agradable. También debes consumir frutas y vegetales que en su mayoría son agua y te ayudan a hidratarte, como el pepino, la sandía, el melón y la piña.

- Lleva siempre un envase con agua contigo y trata de contabilizar los litros que tomas. A veces no consumes la cantidad que necesitas.

- Hidrátate más si vives en un clima muy caluroso o haces ejercicio. El Servicio de Salud del Reino Unido sugiere ingerir, como mínimo, unos ocho vasos de líquido al día, incluida la leche baja en grasa y, sobre todo, las bebidas sin azúcar.

"Los carbohidratos son el diablo"

Señores y señoras, todos los días veo culpando a este grupo de alimentos (arroz, papas, camote o batata, pastas, pan, plátanos, etc.) y poniendo cruces porque, según la mayoría, los carbohidratos son los culpables de sus michelines alrededor de la cintura.

¡Ya basta de demonizar a los carbohidratos! Al contrario: al menos "un tercio de nuestra ingesta debe provenir de carbohidratos ricos en almidón", aconseja Louis Levy, director de ciencias de la nutrición en Salud Pública de Inglaterra. ¿Por qué? Porque el cuerpo sintetiza el almidón en azúcares y los absorbe en el torrente sanguíneo para crear glucosa. Y la glucosa es el combustible que permite desde mover un dedo o respirar, hasta pensar y sentir.

Los carbohidratos pertenecen a los macronutrientes (proteínas, carbohidratos y grasas), una especie de **"tanques" repletos de combustible** listos para nuestro normal funcionamiento.

Acá te propongo cinco razones para consumir, controladamente, eso sí, carbohidratos:

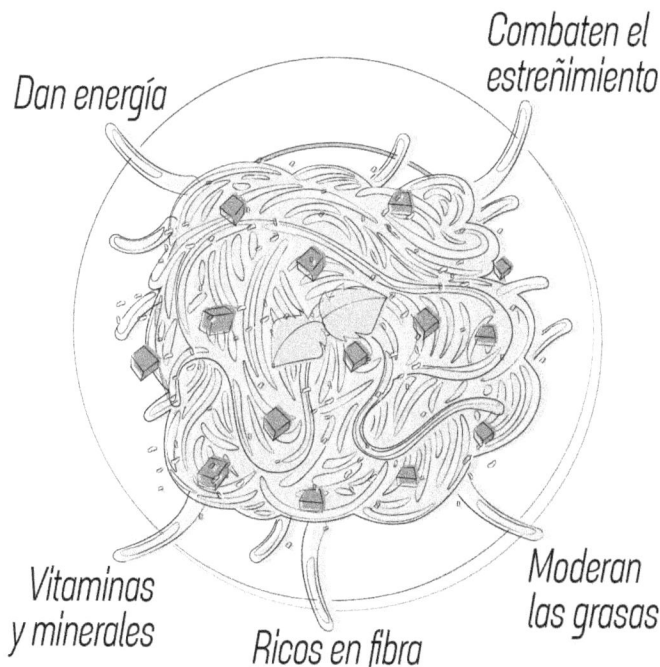

Dan energía

Combaten el estreñimiento

Vitaminas y minerales

Ricos en fibra

Moderan las grasas

1. Los carbohidratos dan energía y ayudan al ejercicio.

2. Son una fuente importante de fibra.

3. Curan el estreñimiento.

4. Aportan nutrientes como vitaminas y minerales.

5. Ayudan a moderar las grasas.

Y si crees que carbohidratos son solo las tortas, las papas fritas y los nachos bañados con queso amarillo, déjame decirte que estás equivocado: también puedes tener opciones en carbohidratos como quinoa, camote, arroz y yuca.

Pero como todo en la vida, el abuso es perjudicial y claro está que vas engordar... ¡pero también engordarás si comes más de la cuenta pechuga de pavo o piña porque el cuerpo convierte en grasa los excesos alimenticios!, por muy pechuga de pavo o piña que sean.

> Como todo en la vida, la clave está en el equilibrio. Si no comes carbohidratos por miedo a engordar **no solo estarás flácido, sino que también te sentirás tan amargado** que ni tu madre te aguantará.

"Las calorías engordan"

¡El peor pecado es la ignorancia! Las calorías no engordan sino a quien las consume en exceso. Aunque no lo creas, estas señoras tampoco son las villanas de la película de la salud, de tu cintura y del fitness. La fama de monstruos y espantos que se les ha dado está más que tergiversada.

Solemos asociar las calorías con grasa, hamburguesas y otros tipos de comidas, pero las calorías no son más que una unidad de medida, así como los metros, los litros y los kilogramos. Solo que las calorías miden energía. Y como cada cuerpo es un mundo, todos tenemos requerimientos de calorías individuales y que dependan del sexo, el trabajo, la edad, la estatura, el estilo de vida y el tipo de entrenamiento.

De modo que aquí el villano es quien comete excesos. Por eso ¡cuidadito con estar copiando la dieta de tu vecino, la que viste en redes sociales o la de la celebridad del momento! Hazle caso a tu cuerpo: si te salen llantas o pareces pelota de playa, es porque estás consumiendo más calorías de las que necesitas.

Con la excepción de ciertas alteraciones metabólicas, las matemáticas calóricas son infalibles: si la cantidad de calorías que consumes es menos que las que gastas, el peso va a disminuir. Por otra parte, tu peso aumentará si la cantidad de calorías que consumes es mayor a las que normalmente gastas.

Las calorías no se queman ni se oxidan, solo **se utilizan o se gastan**, a diferencia de las grasas ¡que sí se oxidan!

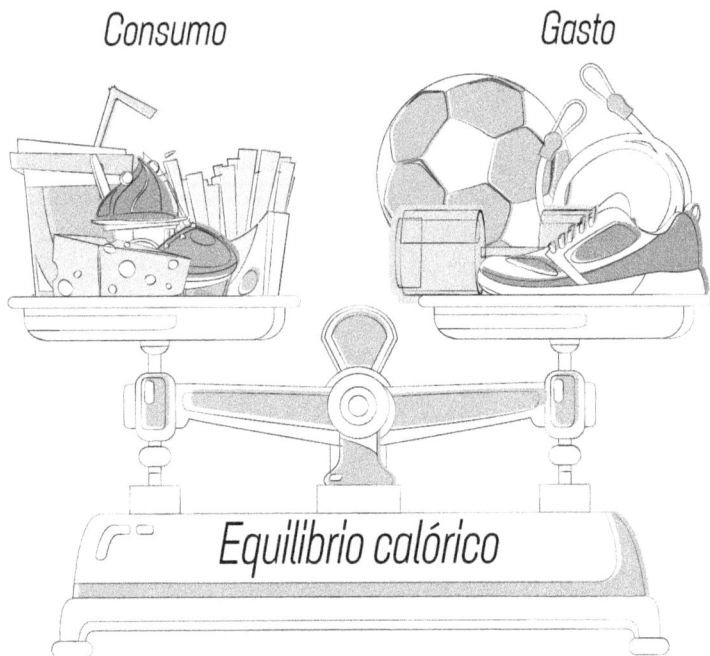

Consumo   Gasto

Equilibrio calórico

"Con los productos light voy a perder peso"

La gente que está a dieta o quiere cuidarse un poco por lo general busca en el automercado los alimentos con la etiqueta ligth. Pero... ¿sabes en realidad lo que son los alimentos ligth? ¿En verdad funcionan?

Los productos ligth o ligeros son aquellos que tienen un 30 % menos de calorías que los productos normales. Pero tener estas calorías de menos no significa que sean adelgazantes. De nuevo el secreto está en la cantidad de calorías que consumas.

Si vas a seguir una dieta, <u>mi sugerencia</u> <u>es que consultes antes a un nutricionista</u>. Si no puedes pagar uno, sigue la premisa de la alimentación balanceada.

En todo caso, ir al automercado a comprar solo productos ligeros en grasa no es el mejor método: lo recomendable es tomar alimentos naturales y frescos en sustitución de alimentos procesados y los ligth. Eso sí, ¡siempre en las porciones adecuadas!

"¡Zape gato con las grasas!"

Las grasas son vistas como un enemigo brutal. ¡Muchos voceros fitness reaccionan ante una chuleta de cerdo como la niña de El Exorcista cuando el sacerdote saca de su sotana un crucifijo para espantar al demonio!

No obstante, las grasas son las reservas de energía por excelencia, mejoran la actividad cerebral, optimizan los niveles de glucosa, cuando son insaturadas disminuyen los índices de colesterol malo, y refuerzan el sistema inmunológico.

Pero antes de continuar comentando los beneficios de las grasas, debo hacer las diferencias entre las saturadas, las no saturadas y las trans. Aunque las segundas son cardioamigables, ninguna por sí misma es dañina si se consumen con moderación: la comunidad médica sugiere que el hombre promedio no debería consumir más de 30 gramos de grasas saturadas al día, mientras que en las mujeres esa cifra no debería ser superior a 20 gramos diarios. Aquí otra vez el exceso es lo perjudicial.

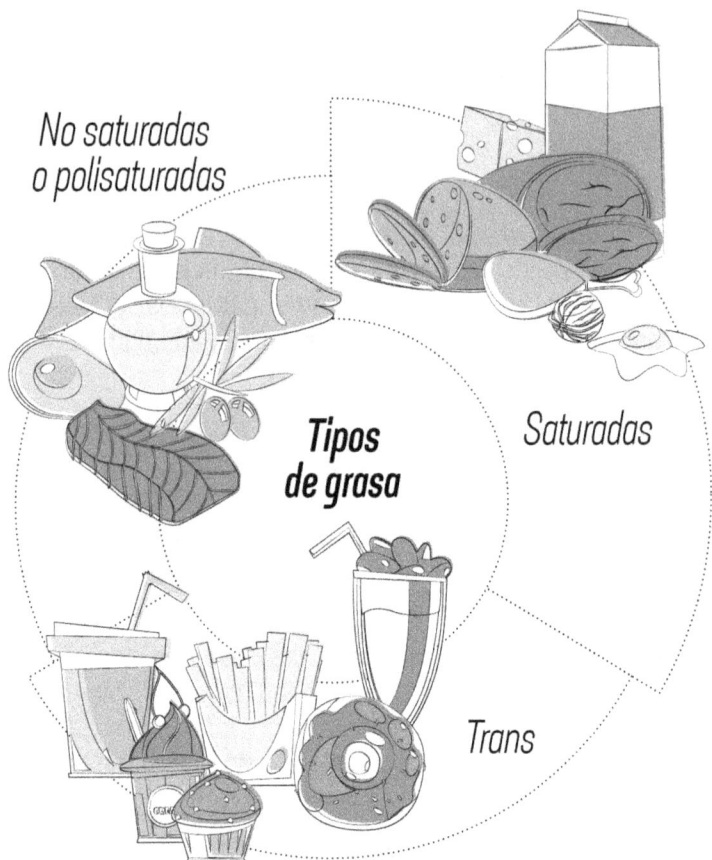

No saturadas o polisaturadas

Tipos de grasa

Saturadas

Trans

Grasas saturadas

Se encuentran en los alimentos de origen animal y sus derivados, como carnes, embutidos, chocolates, productos lácteos y pastelería. Consúmelas con moderación, partiendo siempre del principio de no pecar de exceso. Todo extremo es malo.

Grasas no saturadas o polisaturadas

Son cardiosaludables y se recomienda privilegiarlas en el consumo diario. No obstante, sigo con el consejo de que todo extremo es malo. Además, si tu propósito es bajar de peso, tienen igual una alta presencia de calorías.

Abundan en los pescados azules como el atún, las sardinas y el salmón, las nueces y demás frutos secos, el aceite de oliva, el de canola y girasol, así como en ciertos vegetales como el aguacate.

Grasas trans

Trata de evitarlas pues aumentan el colesterol malo en la sangre. Están presentes en los alimentos superprocesados, en galletas saladas y dulces, pasteles y otros canapés horneados, así como en aceites comestibles hidrogenados, masas listas, glaseados, productos congelados, pizzas y cremas para café, entre otros.

"Si es natural, es bueno"

Hoy en día se ha puesto de moda todo tipo de alimentos para vegetarianos y veganos. Pero hay de todo en la viña del señor. Hablemos de un ejemplo específico: los granos.

Muchas casas comerciales venden los granos como ricas fuentes de proteína vegetal. Sin embargo, no te dicen que, en mayor porcentaje, son carbohidratos. No les interesa para nada.

El caso de la mantequilla de maní es muy similar. Muchas marcas resaltan en colores llamativos y letras grandes la frase "Producto natural". Pero fíjate siempre en la etiqueta del producto, principalmente eso que ponen en letras pequeñas para que tú no lo leas: el necesario cuadro nutricional. Allí te indica lo que contiene el alimento y en cuáles porcentajes. La mantequilla de maní, para que lo sepas, es fundamentalmente grasa. Así que ten cuidado al momento de ingerirla.

Para alimentarte de manera adecuada no basta comer sano: tienes que saber lo que tu cuerpo necesita. Puedes hacer la dieta de la piña, de la manzana, de la pechuga de pavo o de cualquiera otro ingrediente natural que se le ocurra a la celebridad o al influencer del momento, pero nunca se puede comer una sola cosa sin atentar contra el cuerpo. Ni siquiera las bananas que tan buena reputación tienen como alimento completo... ¡su riqueza en potasio, por ejemplo, podría ser contraproducente para los enfermos renales!

"Con un brebaje verde (detox) ya estoy alimentado"

Las bebidas detox se han convertido en una moda que prometen desintoxicar el cuerpo mediante el consumo de pócimas verdes. Ya sea por desinformación o por conveniencia, los impulsores de esta tendencia pasan por alto que un cuerpo saludable se desintoxica solo a través del hígado, el riñón y el propio sistema digestivo. ¿Qué pepino o mata verde licuada puede superar esa maquinaria aceitada y perfecta?

> Los detox aportan buenas dosis de vitaminas y minerales, ayudan a asimilar mejor los macronutrientes (proteínas, carbohidratos y grasas), pero **NO son un superalimento**. Es más: aprovecharás mejor los micronutrientes de las frutas y de los vegetales si no los licúas.

Los pretendidos jugos "desintoxicadores" no son perjudiciales de por sí, pero tampoco aportan los nutrientes necesarios como para sustituir las comidas. Lo más sano es que dejes de estar copiando inventos y consulta a un nutricionista para que te ponga un plan alimenticio ajustado a tus requerimientos, y a un entrenador para que te saque el jugo ¡y no verde! Ahí es donde se esconde el secreto de poner tu peso en cintura.

"¿Quieres aumentar de peso? ¡Come lo que sea!"

A cada momento escucho a instructores o "profesionales del fitness" que les recomiendan "¡¡come lo que sea!!". a los delgados que piden ayuda para aumentar de peso (en realidad, lo que quieren es aumentar de músculos). Terrible error:

Comiendo "lo que sea", que pueden ser hamburguesas, pizzas, pasteles o la primera bomba calórica que se te atraviese, el único aumento que vas a ver es el de tu barriga y tu cintura para después tener el doble trabajo: intentar también deshacerte de la grasa que ganaste de manera desordenada.

Creer que comer todo lo que se te antoje te hará aumentar la masa muscular es un gran error: la masa muscular solo aumenta con la estimulación muscular y el consumo de proteínas ricas en nutrientes. Por el contrario, cometer los siguientes errores te alejará cada vez más de tus metas fitness:

• Hartarte de comida. Si no lo haces bajo asesoría o sabiendo lo que favorece la musculatura, ganarás o mantendrás el peso a partir de la ganancia de grasa, pero no de masa muscular.

• No comer carbohidratos complejos.

• Comer muy poca proteína.

• Entrenar de más.

• No descansar lo suficiente.

Ahora toma papel y lápiz y anota mis recomendaciones básicas sobre este tema:

• Aumenta la ingesta de calorías (superávit calórico), pero con "comida real" como carnes, arroz y lácteos.

• Si tu objetivo es aumentar la masa muscular, trabaja pesas con cargas que le cuesten a tu músculo. El uso forma el músculo.

• Descansa lo suficiente, hasta dos días por semana. No porque hagas más pesas vas a sacar más músculo.

• Bájale la intensidad al ejercicio cardiovascular y no te pongas a inventar con ayunos.

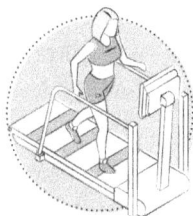

Ejercicios: mitos en movimiento

"Voy a pasar dos horas en la caminadora para quemar el almuerzo"

Veo a muchas personas que pasan horas en elípticas o caminadoras porque, según ellas, así van a perder peso y a llegar a la figura de sus sueños. O también escucho a diario frases como: "Hoy entrenaré tres horas y voy hacer más de la rutina para tener más músculo o para bajar más peso". ¡Es un gravísimo error que solo hará que te sobreentrenes!

Cuenta la leyenda que moviéndote a un ritmo rápido y durante tiempo prolongado quemarás más grasa. Bueno, sí... Pero también no: puede que pierdas peso más rápidamente haciendo solo ejercicios cardiovasculares, pero quizá estés perdiendo el peso en donde no te conviene: este tipo de ejercicios consume tanto grasa como músculo.

Si quieres un adelgazamiento duradero y homogéneo, combina ejercicios de fuerza en tu rutina. El entrenamiento con pesas crea masa muscular, lo que eleva el metabolismo y consume más grasa, incluso cuando no estés haciendo ejercicio.

La mayoría piensa que por entrenar los siete días de la semana tendrá resultados. No funciona de esa manera. El cuerpo necesita recuperarse, así que mucho cuidado con esto y presta atención a los siguientes síntomas del sobreentrenamiento:

• Dolor muscular prolongado.

• Pérdida de motivación.

• Mal humor e irritabilidad.

• Problemas para dormir.

"Dormir es para los osos"

La mayoría de nosotros pasamos gran parte del día en un ajetreo, por lo que tomar un buen descanso resulta reparador y ayuda a mejorar la calidad de vida. Líneas arriba mencioné las horas del sueño necesarias para ayudar al cerebro a desintoxicarse durante el descanso, así como hace que el cuerpo despierte cada mañana con ánimo para enfrentar un nuevo día.

Russell Foster, profesor de neurociencia circadiana de la Universidad de Oxford, sostiene que mientras dormimos "cosas muy importantes ocurren en el cerebro", como la consolidación de recuerdos, el procesamiento de información y la generación de soluciones innovadoras frente a problemas del día a día.

Muchos artistas dicen que se levantan más inspirados en las mañanas. Nosotros, simples mortales, al menos **nos levantamos más despiertos y creativos** cuando dormimos bien.

La calidad del sueño define nuestra habilidad para funcionar durante el día. Por el contrario, un sueño deficiente genera problemas de concentración, embotamiento y falta de atención. Numerosos estudios demuestran que:

• El descanso adecuado puede ayudar a bajar de peso.

• Fortalece el sistema inmune.

• Relaja y reduce el estrés.

• Es una buena manera de mantener controlada la presión arterial alta y el sistema nervioso estable.

¿Mis consejos para dormir mejor? ¡Aquí van!:

• Practica al menos 30 minutos de ejercicio diarios.

• Que tu cena no sea tan pesada y trata de comer dos horas antes de irte a la cama.

• Mantén un horario de sueño fijo.

• Evita el consumo de alcohol antes de dormir.

• Saca de tu habitación o mete en una gaveta los dispositivos electrónicos que puedan tentarte a mantenerte despierto.

• Una de las medidas más eficaces para cultivar el hábito de un sueño reparador es la desintoxicación digital nocturna: deja de usar dispositivos electrónicos al menos

90 minutos antes de irte a la cama. La recomendación se basa en que la luz azul que irradian estos aparatos reduce la sensación de sueño. También hay que desconectarse de conversaciones con amigos y familiares dos horas antes de acostarse.

• No tomes café o bebidas cafeinadas unas 5 o 6 horas antes de dormir. Ese es el tiempo que tarda el hígado en limpiar la cafeína que circula por la sangre.

• ¡Sueña con los angelitos!

"Mientras más sudo, más rebajo"

Así llegues envuelto en fajas adelgazantes y untado de la cabeza a los pies con cremas presuntamente reductoras (¡otro gran mito!), no puedes "expulsar grasa" a través del sudor. ¡Ni en un millón de años!

Muchos aficionados del fitness creen que su sesión de ejercicios fue un fracaso porque "no sudé lo suficiente". Te aclaro: el sudor es un fluido corporal compuesto por agua, sal, minerales, sustancias orgánicas, lactato y urea. Su función es mantener tu cuerpo fresco cuando se encuentra a altas temperaturas, ya sea porque estás realizando una actividad física o por el clima, los alimentos y las bebidas calientes.

En una o dos horas de ejercicio intenso en el gym se pueden secretar hasta dos litros de sudor, o el doble si el ejercicio se realiza en un ambiente muy caluroso, con lo que se podría perder hasta 1 % del peso corporal. ¡Pero no te entusiasmes mucho! Todo ese líquido perdido podría ser recuperado de inmediato tomando líquidos.

Además, la medicina deportiva advierte que una pérdida del 2 % del peso corporal en una sesión de actividad fuerte es perjudicial para el rendimiento deportivo.

No expulsamos grasa a través del sudor. La oxidación de la grasa se lleva a cabo mediante otros procesos. Las calorías que "quemas" durante un ejercicio dependen básicamente de los siguientes cuatro factores, y no por la cantidad de sudor que expulses ni porque permanezcas sofocándote durante 40 minutos en una sauna de vapor:

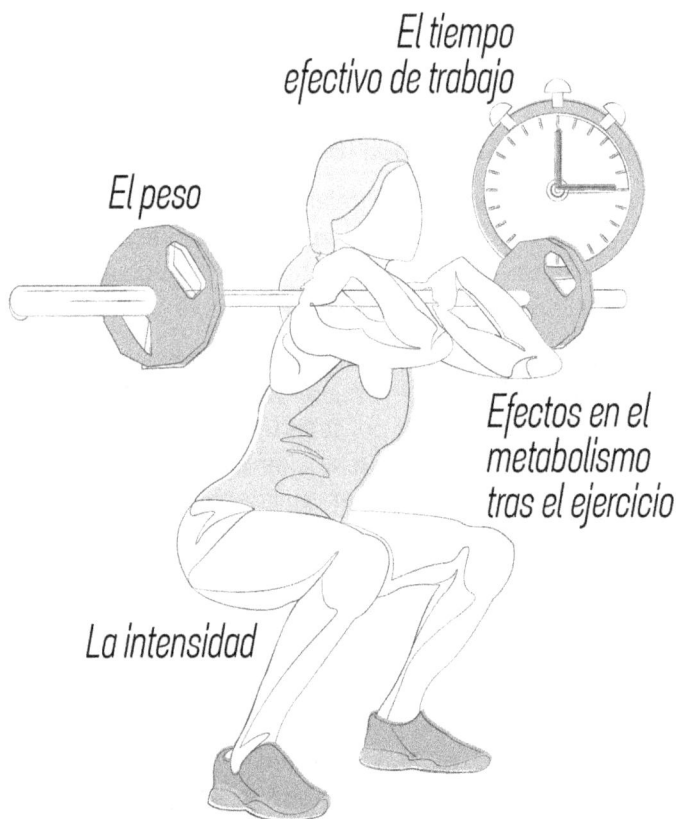

El tiempo efectivo de trabajo

El peso

Efectos en el metabolismo tras el ejercicio

La intensidad

"El ejercicio cardiovascular en ayunas es bueno"

Hace poco hice una encuesta en las redes sociales y el 70 % de mis seguidores respondieron que era "buenísimo" entrenar en ayunas. Este mito viene de la idea de que si el cuerpo no tiene alimentos de los que extraer las calorías, recurrirá a las reservas del cuerpo.

No obstante, diversos estudios demuestran todo lo contrario: en un análisis realizado en 2011 se concluyó que la combustión de grasas no varía, hayas comido o no antes de una sesión física.

Veamos qué dice este estudio: 20 mujeres fueron distribuidas en dos grupos con dietas similares para alcanzar un déficit calórico (en criollo, consumir menos calorías de lo que gastamos). Ambos grupos realizaron una hora de ejercicios cardiovasculares de media intensidad tres veces por semana. La única diferencia es que un grupo lo hacía en ayunas. ¿El resultado? Los dos grupos perdieron similar cantidad de peso y grasa. ¡No hubo grandes diferencias!

Muy al contrario de lo que se pretende con el supuesto ayuno, otra investigación demostró que saltarte el tentempié previo al ejercicio tiene un efecto negativo en el catabolismo muscular (traducido en pérdida de músculo). Tu cuerpo necesita energía para rendir. Y la energía se obtiene de los alimentos. Esto no significa que tengas que comer hasta reventar, pero picar algo unos 40 minutos antes de hacer ejercicio cardiovascular puede ayudarte a rendir más.

"Las redes son mi mejor entrenador"

Las redes sociales son herramientas excepcionales, pero mucho cuidado: en estas plataformas sobran nutricionistas y entrenadores salidos de la nada que podrían arruinar tu salud.

Hoy en día circula tal abundancia de información por las redes sociales que el problema no es qué hacer, sino a quién creer. Ser entrenador o coach físico no es solo el que muestra un bíceps descomunal o quien sale haciendo maromas en las redes sociales.

Ser coach significa manejar conocimientos y adaptarlos al objetivo personal del cliente. Para enseñar un ejercicio, se necesita más que un cuerpo de portada de revista. Se necesitan conocimientos de anatomía, fisiología y biomecánica, entre muchos más.

No inventes **ni hagas lo que el primer improvisado recomiende en un post**. Puede que a esa persona le haya funcionado, pero él es él y tú eres tú.

Sigue aquello de "zapatero a sus zapatos" y consulta a un entrenador certificado y a nutricionista deportivo para que te diseñe un plan personalizado. Busca gente ética y con información científica. En caso de dudas, aquí te comparto algunas evidencias que te revelarán que estás con la persona equivocada, así que ¡sal corriendo!:

• No tiene ninguna certificación que acredite su experiencia o conocimientos.

• Te indica ejercicios o rutinas copiadas de internet que te ponen en riesgo de lesión o que biomecánicamente no te funcionan, y sus riesgos son mayores que sus beneficios.

• Te pone dietas sin saber tu necesidad calórica.

• Te manda hacer cardio la primera semana sin entrenar pesas.

• No te enseña la importancia de hacer estiramientos después de entrenar.

• No lleva una programación de tus entrenamientos.

"Quiero rebajar la barriga pero no el pompis"

Está petición me la hacen muy seguido las mujeres. Pero el cuerpo es un sistema complejo. Si tienes un porcentaje de grasa elevado y buscas reducirlo, empieza por una alimentación con déficit calórico y ejercicios aeróbicos y anaeróbicos, es decir, cardio y pesas.

A medida que el porcentaje de grasa vaya bajando, esta irá desapareciendo en todo el cuerpo, no en zonas específicas del mismo.

"Las pesas me harán lucir gruesa"

Cuando se realizan ejercicios anaeróbicos o de pesas se busca aumentar la masa muscular y reducir la grasa. Ten en cuenta que a mayor masa muscular, mayor gasto calórico en reposo. Sí, leíste bien: así estés acostada, si tienes más músculo oxidarás mayor número de calorías. Entre los beneficios del entrenamiento con pesas están:

- Mantiene los huesos más fuertes.
- Evita la osteoporosis.
- Previene las lesiones.
- Desarrolla los músculos estabilizadores.
- Acelera el metabolismo.
- Construye masa muscular.
- Reduce la presión sanguínea.

El cardio es necesario en este proceso, y puedes hacerlo al aire libre o en caminadoras. Las opciones sobran. Lo que falta a veces son ganas y motivación. En conclusión, para rebajar de peso de una manera tonificada y armónica mejora tu alimentación, dale a los hierros y haz cardio. Y tendrás resultados.

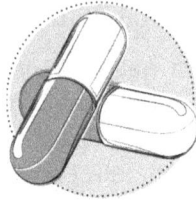

Suplementos, ¿realidad o ficción?

"¡Esta pastillita es milagrosa!"

Cuántas veces veo a personas tomándose hasta el agua de los floreros porque un "gurú" del fitness se lo recomendó. ¡Ya va!, primero que nada, si tú nunca has pisado un gym, lo primero que debes entender es que en la vida todo se trata de procesos de adaptación. No corres sin gatear primero.

He escuchado, leído y visto hasta la saciedad la frase "quemador de grasa". Obviamente, los productores de estas mercancías necesitan ventas. Y ese fue el mejor nombre que consiguieron para que los incautos compren polvos y pastillas para "perder peso en un santiamén".

Los "quemadores" son termogénicos porque poseen sustancias que elevan la temperatura del cuerpo. Al ingerirlos, el metabolismo aumenta porque necesita trabajar más para mantener la temperatura del cuerpo cerca de lo ideal, entre 36 y 37 grados centígrados.

En esa función el organismo se acelera y una de las fuentes de energía que usa para ese proceso es la grasa acumulada. Entre los termogénicos más utilizados en la actualidad están la cafeína y el té verde.

Pero nada es tan bueno para perder peso o "quemar grasa" por sí solo. Es una ayuda. En los años que llevo en el fitness, jamás he visto perder una libra de peso sin que antes haya cambios en la alimentación. Ninguna pastilla, poción o crema mágica serán más poderosas que el ejercicio y la comida que pones en tu cuerpo. Al momento de iniciarte, el orden debe ser el siguiente:

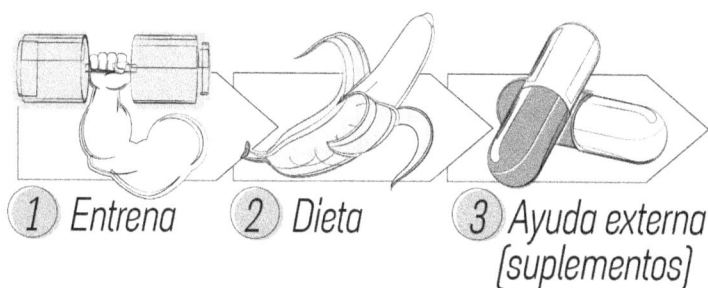

1 Entrena   **2** Dieta   **3** Ayuda externa
                                  (suplementos)

Si para adelgazar inviertes en despojos, rituales, fajas, cremas, electrocualquiercosa, polvos o pastillas como fabricados por Harry Potter (¡bien caras, por cierto!), te cuento que eso lo inventaron quienes se aprovechan de tu desinformación para quedarse con tu dinero. Lo único que adelgazará será tu bolsillo.

"Con esta inyección te pondrás como un toro"

Seguramente has escuchado sobre los esteroides como unas sustancias clandestinas que no encontrarás en las tiendas de suplementos, pero... ¿sabes qué son y por qué muchos acuden a los esteroides?

Los esteroides bioquímicamente son lípidos, un derivado del colesterol que nuestro cuerpo sintetiza. Las hormonas esteroideas como la aldosterona o el cortisol, controlan el metabolismo y las funciones inmunológicas, reducen la inflamación y regulan el equilibrio de sal y agua, entre otras funciones. Se fabricaron sintéticamente en 1930 para prevenir la atrofia muscular, pero luego algunos atletas acudieron a ellos para incrementar la masa muscular, la fuerza, la resistencia física y el dinamismo.

En dosis bajas su consumo genera efectos significativos en el estado de ánimo. En altas dosis, a largo plazo, incontroladas o con usos indiscriminados, se experimentan trastornos de procesos mentales, furia, daño al hígado, riñones, aumento de la concentración de colesterol, riesgo cardiovascular y disfunción eréctil, entre una larguísima lista de otros males más.

Para algunos son "maravillosos" porque los esteroides sintéticos dan aparentemente resultado, pero el problema no es el aspecto estético sino cuán perjudiciales resultan para tu organismo a corto y largo plazo.

"Las pesas me endurecerán la grasa"

Alrededor de la grasa corporal hay un universo de mentiras. Desmonto a continuación tres de los mitos más populares y desacertados:

Mito 1:

"La grasa sí se puede convertir en músculo". Realidad: la conversión de tejidos es imposible. El volumen muscular aumenta como resultado de estímulos, y la grasa se disminuye como consecuencia del ejercicio.

Mito 2:

"Las abdominales quitan la grasa del abdomen". Realidad: las abdominales solo fortalecen los músculos de la zona. Nadie puede decidir de cuál parte de su cuerpo oxidar grasa.

Mito 3:

"Los masajes y fajas disminuyen la grasa". Realidad: la grasa corporal es un combustible y se tiene que utilizar para consumirlo. Con masajearlo o apretarlo con fajas no lo gastarás. Sería como intentar acabar con el tanque de gasolina del vehículo llenándolo de cremas, pero sin moverlo ni un centímetro.

"El bisturí es mi mejor entrenador"

Está muy de moda hacer operaciones, como la lipo-transferencia, para sacar grasa de un lado y rellenar otro lado. Es una práctica muy usual tanto en hombres como en mujeres.

¿Es malo realizarse este tipo de cirugías? En realidad no lo es, resulta muy conveniente estéticamente para quien se somete a ellas. Pero debes saber que no duran para siempre ni reducen los factores de riesgo para afecciones cardiovasculares, diabetes u otra enfermedad.

La triste verdad es que muchas personas que "invierten" en estas operaciones no tienen la cultura de cuidarse. Si no asumes un estilo de vida saludable, en el fondo **nada habrá mejorado** o todo volverá a ser como antes.

Es normal ver cómo muchos instructores o cuerpos esculturales pasan por esta operación, luego entrenan full en un gym, se tornan musculosos y, con fotos de Antes y Después, te dicen que lograron ese resultado con su "vida fit" y su "plan saludable" para que tú los sigas y llegues en "algún momento" a ser como ellos, cuando la verdad es que tenían un camino de ventaja.

No te dejes engañar. Siempre puedes construir un buen cuerpo por dentro y por fuera con un entrenamiento adecuado, que no solo te permita "sacar cuadritos" sino que te ayude a desarrollar capacidades físicas, tener vitalidad, y que sea constante hasta convertirse en un hábito.

Pasión en 360°

Conoce mis recomendaciones para un cuerpo fit que puedes lograr **en cualquier espacio**, desde la casa, el parque o la oficina.

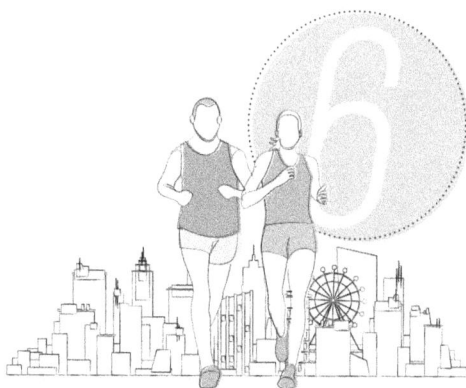

¿Qué sería la vida sin cambios? ¡Una vida aburrida! Pero no se trata de introducir cambios drásticos para, de un día para otro, lucir el cuerpo de Dwayne "La Roca" Johnson o, en el caso de las damas, de Jennifer López.

El propósito es implementar pequeños cambios para obtener grandes resultados, partiendo de los tres pilares básicos para mejorar tu estado de salud:

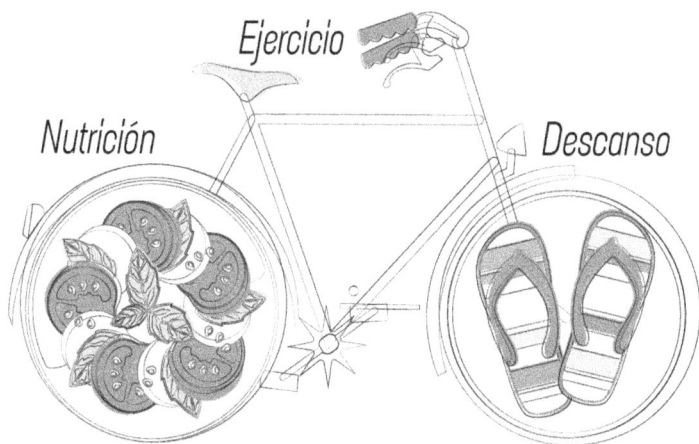

Nutrición

No importa cuál sea tu objetivo, aumentar tu masa muscular y bajar el porcentaje de grasa depende de una nutrición adaptada a tus necesidades, actividades y composición corporal. Un plan nutricional no es una receta transferible: lo que le sirvió a tu vecino no necesariamente te funcionará a ti porque tu vecino es diferente, así como sus condiciones y necesidades son otras.

Ejercicio

Debe ser adaptado a cada persona individualmente y teniendo en cuenta lo que se desea lograr. Si lo que buscas es salud, ser un individuo más fuerte, más ágil, más coordinado, haz entrenamientos que te potencien y hagan más eficiente y funcional tu cuerpo. Busca entrenadores capacitados y no aquellos que solo te entrenen para ser un Arnold Schwarzenegger.

Descanso

Es tan importante como la alimentación y el ejercicio para mantenerte en forma. El cuerpo responde de la siguiente manera: estímulo (cuando entrenamos) y recuperación (cuando descansamos). El crecimiento y la recuperación de los tejidos ocurren en el descanso, así que duerme y entiende que ¡no porque hagas glúteos y biceps todos los días vas a crecer en musculatura o a bajar más de peso!

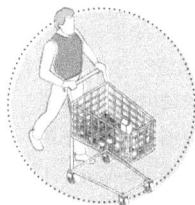

En el mercado

Mantener una dieta saludable no comienza en la cocina ni en la mesa donde se consumen los platillos preparados. En realidad, una alimentación balanceada empieza en el punto de partida del consumo: en el mercado donde adquieres los alimentos. Así que en cuanto a alimentación se refiere, comienza por el principio a partir de las siguientes recomendaciones:

• **Que los siguientes productos nunca falten en tu carrito del automercado:**

Fresas

Las fresas son una estupenda opción, más cuando se trata de bajar de peso por ser una de las frutas menos calóricas por contener alrededor de 35 calorías por cada porción de 100 gramos. Se deshacen en la boca ante la mínima presión, desprendiendo un intenso aroma. Además de ofrecer vitaminas y minerales, están del todo indicadas para cualquier dieta de adelgazamiento.

Piña

El principal componente nutritivo de la piña, al igual que la mayoría de frutas, es el agua (85 %), de ahí que sea un alimento bajo en calorías. Es rica en vitaminas, principalmente en vitamina C. También contiene vitaminas A, B1 y ácido fólico. Además de antiinflamatoria, antigripal, depurativa, anticicatrizante, es buena para la piel.

Nueces

Además de sabrosas, son un alimento perfecto por estar repletas de proteínas, fibras y grasas esenciales. Compra las naturales, sin sal añadida. Almendras, nueces, pistachos, avellanas, mereys (o anacardos), entre otras, tienen distintas propiedades, pero todas son extraordinariamente amigables con el organismo. Un puño —unos 30 gramos— te da vigor al tiempo de suministrar vitaminas y minerales básicos para las funciones orgánicas.

No caigas en tentaciones al comprar. Uno de los mejores tips para no volverte loco parado frente a la despensa es eliminar todo aquello que te provoque ansiedad o tentación. Si no tienes esos "caprichos" en el refrigerador o en la despensa, no los comerás. Así de simple.

- **Date un gusto de calidad**

Así como una ensalada no te va a hacer adelgazar, una comida rica en calorías no te hará engordar. Sin embargo, cuando elijas esa comida fuera de tu dieta, decídete por una opción que te aporte otros nutrientes más que solo grasa y azúcares. Por ejemplo, si piensas comer alguna fritura, no optes por las papas fritas, pues no le aportan nada bueno al cuerpo.

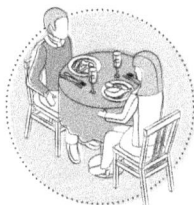

En la mesa

- **Desayuna bien**

  Por diversos factores, sobre todo hormonales, el desayuno es la comida que te recargará de energías para emprender el mejor de los días. Está comprobado que desayunar de forma correcta disminuye la ansiedad de la tarde. Así que desayuna proteínas y carbohidratos de buena calidad.

- **Nunca dejes de comer**

  Si piensas que entre más ayuno y más hambre aguantas, más peso vas a perder, ¡estás equivocado! Puede que a unos les funcione (a costa de su salud), pero para otros puede ser la causa del estancamiento.

  Trata de comer cada 3 o 4 horas. Cuanto más breves sean los episodios sin comer, más facilidad tendrás para alimentarte con consciencia. **Si comes cada 3 horas (entre comidas principales y meriendas) calmarás tu ansiedad** y activarás el metabolismo.

- **Organízate**

  Destina un día para organizar tu dieta de la semana y preparar algunos alimentos que llevarás al trabajo. Además de ganar tiempo en tu jornada y ahorrar dinero al dejar de comer tan seguido en la calle, evitarás "pecar" si se te atraviesa un capricho que pudiera no ser saludable.

- **Reduce el consumo de sal**

  Los médicos sugieren consumir 5 gramos por día, en especial a los pacientes con riesgos cardiovasculares e hipertensos. Además, la sal retiene líquido en el cuerpo. Así que adereza tus alimentos y ensaladas con especias y condimentos como limón, vinagre, ajo, cebolla, semillas, nueces, el perejil, hinojo y otras tantas ramitas que dan sabor, olor y textura a las comidas.

- **Modera los alimentos "ultraprocesados"**

  Un ejemplo son las barras de cereales, los embutidos, los refrescos azucarados, los pasteles, el helado, el pan industrial, las pizzas y tortas, las sopas instantáneas y otros alimentos precocinados. La comida ultraprocesada suele indicar más de 5 ingredientes en el paquete, como conservantes, edulcorantes o potenciadores del color. Esa es la mejor pista para reconocerla.

- **Detente a tiempo**

  Recuerda que el cerebro tarda 20 minutos en recibir la señal de que estás satisfecho. A medida que te vayas llenando, la sensación de vacío en el estómago será reemplazada por una presión suave. En cuanto notes esa presión, deja de comer. Si la sensación de saciedad te resulta desagradable, quedas con ganas de vomitar o de tumbarte, quiere decir que ¡comiste más de la cuenta!

Las frutas rojas o verdes tienen **menos azúcar** que las amarillas.

- **Disminuye el consumo de azúcar**

Si al día de hoy tomas un trozo de pastel luego del almuerzo, un par de golosinas a media tarde y una taza de chocolate tras la cena, no es cuestión de plantearte un cambio drástico como no probar ni un gramo de azúcar de aquí en adelante. Imponerte cambios bruscos te llevará a abandonar pronto tus intenciones.

Ve poco a poco. Si tomabas un postre que explotaba en calorías durante los siete días de la semana, procura reducir ese número a cuatro días y decídete por aquellos no tan calóricos.

- **Masca chicle**

Siempre lo recomiendo para disminuir la ansiedad por los dulces. Esta ansiedad generalmente se produce porque en ciertos momentos del día, especialmente entre quienes solo acostumbran las tres comidas, el cuerpo experimenta un descenso en los niveles de azúcar en la sangre. Ese estado, conocido como hipoglucemia, hace que el cerebro envíe una señal que le indica al cuerpo que necesita glucosa, lo que genera las ganas de comer con urgencia.

Controla el estrés. Estar estresado potencia la ansiedad de comer de más y produce cortisol, la hormona que nos prepara para reaccionar ante situaciones de peligro. Y esa demanda de energía hace que **el cuerpo pida glucosa** para continuar funcionando.

• **No te resistas a la "comida trampa"**

En el mundo del fitness hay un concepto que cada vez suena más y es el de la famosa comida trampa o *cheat meal*. La comida trampa es aquella que utilizamos para "saltarnos la dieta" y desestresar nuestra mente. Por eso es el momento más esperado de la semana. El *cheat meal* tiene una gran importancia si la alimentación sana y el ejercicio continuo forman parte de tu vida diaria. Entre los beneficios del *cheat meal* están:

- Acelera el metabolismo: consumir una comida inesperada hace que el organismo recoja mejor los nutrientes y se prepare para volver con su dieta habitual.

- Aumenta los niveles de leptina: esto nos ayuda a controlar el peso corporal, incrementando el gasto calórico y metabólico.

- Recarga los depósitos de glucógeno: si realizamos una dieta con la misma estructura de alimentos por mucho tiempo, los depósitos de glucógeno muscular pueden verse afectados, generando mayor cansancio y poca energía.

- El *cheat meal* ayuda a reponer estos depósitos y recargar nuestras energías para empezar la semana de la mejor manera.

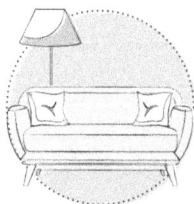

En la casa

- **Sé creativo**

En algunas oficinas de Europa sustituyeron las sillas por balones medicinales. Sé que sería cuesta arriba en muchos empleos, pero nada te impide reproducir esta práctica en casa cuando estés viendo televisión.

- **Olvídate de las escaleras**

Si vives en un edificio, no esperes el ascensor o prescinde de las escaleras eléctricas de los centros comerciales. Baja y sube de la forma tradicional por las escaleras normales, así el cuerpo empezará a acostumbrarse a la actividad física.

> Pasea diariamente con tu mascota. <u>Ella y tu cintura te lo agradecerán.</u>
> ¡Te lo aseguro!

- **Muévete**

Si tienes un fin de semana para ti mismo, no te quedes en casa mirando partidos de fútbol o películas mientras te atragantas de bocadillos. Para reducir el tiempo que pasas frente a tu televisor, sal a caminar al aire libre durante varios minutos en espacios que te resulten agradables. Este consejo es también para cualquier otro día de la semana.

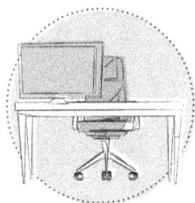

En la oficina

- **No asaltes el carrito de bocadillos**

Lleva manzanas, peras o verduras ricamente sazonadas para vencer esta tentación.

- **Camina todo lo que puedas**

No te quedes todo el tiempo sentado en tu silla, haz paseos breves, ya sea para sacar fotocopias o saludar a un compañero de trabajo cuyo escritorio queda lejos.

- **De nuevo las escaleras.** Cuando tengas que desplazarte de un piso a otro en tu lugar de trabajo, elige las escaleras. Adaptar este hábito reduce la grasa acumulada, el colesterol ¡y la cintura!

- **Ejercítate mientras estás sentado**

Como se suele pasar muchas horas en la silla de trabajo, un buen ejercicio es intentar mantener el ombligo contraído. Esta práctica fortalece los abdominales.

- **Mantén una buena postura en la silla**

La postura adecuada al estar sentado es con la espalda recta, los pies apoyados en el suelo y las rodillas al mismo nivel o por encima de las caderas. Veámoslo en la siguiente imagen con las mejores (¡y peores!) posturas a adoptar tanto en la silla, como al momento de caminar y levantar objetos del piso,

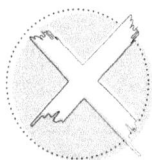 # Mejora tu postura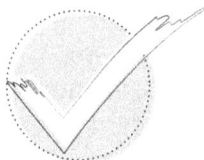

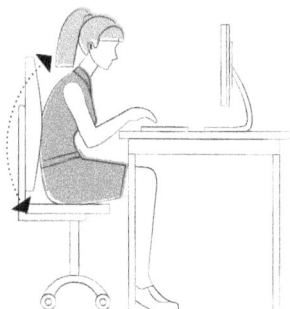 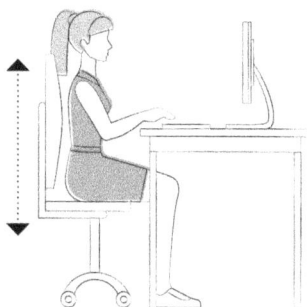

Al sentarte

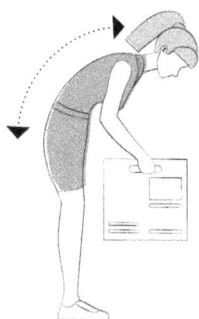 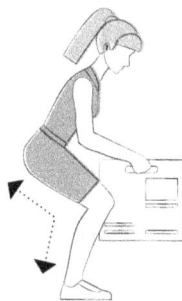

Al levantar objetos

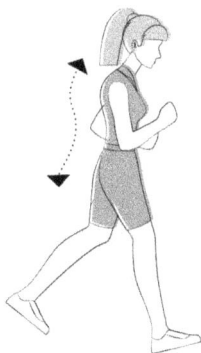 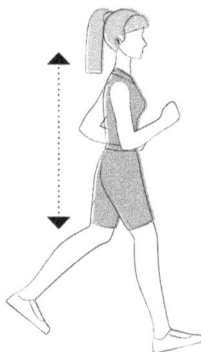

Al caminar

- **Relaja tus hombros**

Para liberar la tensión que suele acumularse en los hombros, entrelaza tus dedos y eleva los brazos por encima de tu cabeza. Mantenlos arriba por lo menos durante unos 15 segundos. Haz la prueba ahorita y sentirás un alivio inmediato.

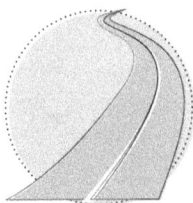

En la calle

- **Camina al menos 30 minutos al día**

Muchas veces buscamos lo más complicado, pero solo haciendo una caminata diaria de 30 minutos podrás mejorar la presión sanguínea, tonificar los músculos abdominales y glúteos, robustecer las piernas y los huesos, quemar grasas, fortalecer el corazón y hasta mejorar la vida sexual.

Si eres de los que toma el vehículo para recoger la ropa en la tintorería que queda a 100 metros de tu casa, ¡ve a pie! Disfruta el paisaje y reconoce que, con cada paso que das, sumas un punto a favor de tu objetivo.

En caso de llegar a un estacionamiento, ubica tu carro lo más lejos posible de las escaleras (estuve a punto de añadir elevadores, pero trata de usar estos aparatos solo si estás muy apurado) o de la puerta de salida, para aprovechar esos pasos.

Pedalea y patina. Si no queda lejos tu destino, recurre a la bicicleta o patines. Además de ser una actividad muy divertida, también es la excusa ideal para estar en forma en compañía de amigos o parientes.

- **Ejercítate al aire libre**

Según un estudio de la Universidad de Essex, del Reino Unido, durante los primeros cinco minutos de realizar deporte al aire libre, sea cual sea la actividad, se produce el mayor aumento de autoestima. Es gratis, pierdes peso, te diviertes, y respiras vida y aire limpio.

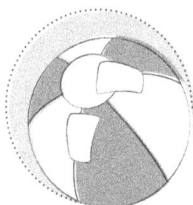

En vacaciones y días de fiesta

- **Come antes de celebrar**

¡No vayas a eventos sociales con el estómago listo para zambullirse en las bandejas de sanduchitos! Antes de ir a una fiesta, come algo. Disfruta de los bocadillos del evento, pero no como un condenado a muerte que se sienta ante su última cena. Ah, y modera el alcohol.

- **Sé flexible**

En la vida hay que ser flexibles, debes cuidarte pero también disfrutar de tus vacaciones, fiestas de cumpleaños y salidas con tu pareja. Si mantienes los hábitos de vida saludable verás cómo esa cena en compañía de los seres amados no te hará ningún daño.

- **¡Escápate!**

Lo confieso: cada vez que puedo me escapo al mar. ¡Es un espacio mágico donde me recargo, me libero del estrés y quedo renovado por completo! ¿Tú qué prefieres, el frío o calor?, ¿montaña o playa? Cualquiera de los dos paisajes ofrece oportunidades estupendas para relajarse y renovarse.

- **Equípate con lo que te guste**

Quiero compartir contigo qué hago yo cuando me voy de vacaciones. Primero, entender que es mi tiempo libre, así que ¡relax! Come ese plato, prueba esa cerveza, disfruta de la fiesta. Ya que me doy más gustos de lo normal, siempre meto en mi maleta ligas elásticas, cuerdas de saltar, envase para el agua, TRX... o sea, cosas prácticas, porque me gusta hacer ejercicios al aire libre, y salgo a caminar o a trotar mientras aprovecho para conocer nuevos lugares.

- **Varía tus costumbres**

Aumentar de talla durante las vacaciones decembrinas es la historia que se repite año tras año. ¿Por qué disfrutar de las delicias de la Navidad tiene que ser sinónimo de kilos de más? Aquí debes emplear la fórmula de quemar las calorías que consumes ¡no te digo que más porque sería una hazaña!

Emplea el tiempo libre de diciembre o vacaciones en actividades que te permitan aprovechar esa rutina especial y activa la motivación. Practicar deportes en familia o participar en un paseo en conjunto será una actividad tan placentera como beneficiosa. Por demás, estarías aprovechando un metabolismo que ya está acelerado para disfrutar de lo mejor de estas fechas.

- **Mantente activo el fin de semana**

La mayoría de los que trabajan en los días laborales aman los viernes y es lógico que así sea, pues los fines de semana son para relajarse y distraerse. Pero hay una diferencia entre relajarse y comer como locos o echarse en el sofá desde la mañana del sábado hasta el domingo por la noche.

- **Haz lo que te guste hacer**

Para convertir el ejercicio en un hábito debes disfrutarlo. Si no te gusta correr, no planifiques una carrera de 10k, pues la harás prácticamente obligado. Haz en esos días las cosas que te gusten o que tengas pendiente, pero que involucren moverte, desde limpiar la casa o podar el jardín, hasta darte un chapuzón en una piscina.

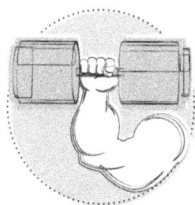

En el gym

- **Revisa tus condiciones físicas**

Un chequeo médico es fundamental para conocer el estado de tu cuerpo, sus debilidades y posibilidades, así como la posible existencia de condiciones contraindicadas. En un gimnasio debe tenerse en cuenta la edad, el estado de salud, si estás en forma, y tener claro el momento cuándo decir basta.

La Organización Mundial de la Salud (OMS) recomienda el ejercicio físico a no ser que haya afecciones médicas específicas que lo contraindiquen. Estas recomendaciones sirven por igual a las personas con enfermedades crónicas que no afecten la movilidad, como la hipertensión o la diabetes:

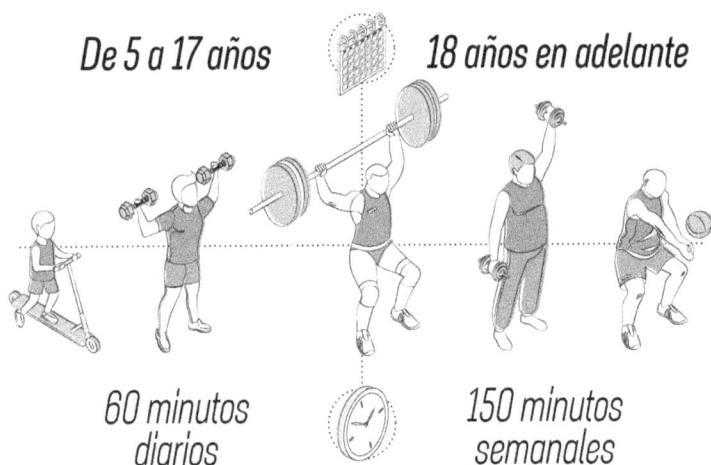

De 5 a 17 años
18 años en adelante

60 minutos diarios

150 minutos semanales

- **60 minutos diarios para las personas de 5 a 17 años**: este grupo debería realizar al menos 60 minutos diarios de actividad física vigorosa.

- **150 minutos semanales para las personas de 18 a 64 años**: los adultos de este grupo deberían practicar al menos 150 minutos semanales de actividad física de intensidad moderada, 75 minutos de actividad vigorosa, o alguna combinación equivalente de ambas. Para un mayor impacto en la salud cardiorrespiratoria, estas actividades deberían ser en periodos de al menos 10 minutos cada una.

- Los mayores de 65 años: las principales recomendaciones para este grupo son las mismas que para el anterior. Además, los adultos mayores con escasa movilidad deben realizar actividades físicas al menos tres días por semana para mejorar el equilibrio y así evitar posibles caídas. Cuando por problemas de salud no puedas realizar la cantidad recomendada, mantente tan activo como te lo permitan tus capacidades.

No te lances a la actividad física sin saber qué ejercicios se adecuan a tu anatomía, la manera de realizarlos y el tiempo que debes dedicarles. Para ello <u>asesórate con un entrenador</u>.

- **Ve poco a poco**

Empieza con 30 minutos de cardio, o dedica las semanas iniciales al trabajo postural y luego ve incorporando el trabajo de musculación. Aumenta progresivamente de intensidad y duración. No te obsesiones: es importante hacer ejercicio de manera controlada y, muy importante, sin excesos.

El ritmo de actividad depende de la condición de cada quien. Una persona obesa o con problemas articulares podría empezar por deportes acuáticos o por una bicicleta fija. Por otro lado, un individuo con anemia debe realizar actividades de no más de 10 o 15 minutos porque su hemoglobina no le permitirá oxigenar bien el tejido.

- **¿Cuándo estirar?**

La pregunta común: ¿antes o después del entrenamiento? Es una pregunta que me hacen a diario. No quiero caer en términos complicados, de modo que te lo explico de este modo: cuando estiras antes de hacer una sesión de pesas estarás relajando los músculos. Es como si te pusieras la pijama no al acostarte, sino al momento de ir al trabajo. Aunque no lo creas, el estiramiento previo no está recomendado porque las probabilidades de una lesión aumentan durante los ejercicios. Se hace al final.

Si eres de los que se estiran antes de iniciar tu rutina de entrenamiento, deja de hacerlo porque, según estudios, al estirar consigues aumentar la circulación sanguínea de la zona, pero también se crean microlesiones en las pequeñas fibras musculares.

Una vez que el músculo está fatigado, es el momento de estirarlo. Y debes estirarlo hasta su límite (puede ser molesto, pero nunca tiene que doler) y mantener la postura durante 30 segundos. Por ejemplo, si has hecho sentadillas un día, debes estirar tanto los cuádriceps como los glúteos.

- **No te olvides de "calentar"**

¿Alguna vez durante una sesión de entrenamiento has sentido dolor muscular, ardor, calambres, sensación de agotamiento cada vez más pronunciada, respiración rápida y acelerada, náuseas, dolor de estómago, ganas de vomitar o vómitos?

Sé que es desagradable y ocurre cuando se acumula demasiado ácido láctico en el torrente sanguíneo, por eso esa sensación se llama láctica. Es muy importante tratar de remover la mayor cantidad de ácido láctico que genera el ejercicio a fin de prevenir lesiones, de ahí la importancia del calentamiento antes del entrenamiento.

El mal llamado "calentamiento" en realidad es acondicionamiento neuromuscular. Estiramiento y calentamiento son dos etapas del entrenamiento que no deben confundirse. El acondicionamiento neuromuscular (calentamiento) es la actividad física ligera que eleva la temperatura de la sangre, los músculos, los tendones y los ligamentos, y busca preparar el cuerpo para la actividad física y evitar el riesgo de una lesión.

A diferencia del estiramiento, el calentamiento o activación neuromuscular sí se recomienda antes de poner manos a la obra. **Puedes lograrlo con una caminata**, mediante una elíptica, bicicleta o con ejercicios aeróbicos. El tiempo ideal va entre los 5 y los 10 minutos.

- **¡El gimnasio no es para hacer vida social!**

Noto cada día que muchas personas visitan el gimnasio por espacio de hora y media, de la cual apenas dedican un par de minutos a realizar la rutina de ejercicios, mientras el resto del tiempo lo invierten en comentar el último episodio de la serie de moda o el partido de fútbol transmitido la noche anterior por la tv. En principio, realiza la actividad física que te llevó allí y, si luego quieres, ponte a conversar y a echar toda la broma que quieras.

- **¡Olvídate del celular!**

No me cabe la menor duda de que es el peor enemigo a la hora de entrenar.

- **Hazlo en pareja**

El ejercicio con tu pareja fortalece los músculos pero

también el corazón y la relación entre ambos. Así que entusiasma a tu pareja y formen un equipo fit imbatible.

- **Tres son multitud**

Solo está bien, dos es compañía, ¡pero tres a la hora de entrenar es ya multitud! Un trío a la hora de entrenar solo hará que te distraigas de tu objetivo de ejercitarte.

- **Inspírate**

Lleva música que te guste, ármate de unos audífonos ¡y a darle con todo! Escuchar música durante la realización de ejercicios es beneficioso porque aumenta el rendimiento físico hasta en el 20 %

¿Por qué este milagro de la música? La sensación de alerta que genera contribuye a la segregación de sustancias cerebrales (neurotransmisores) que crean placer y euforia. Así que haz un playlist, no importa el género, de por lo menos 20 canciones que te motiven.

Ve poco a poco. Los cambios de rutina no deben agobiarte. No pretendas abarcar en un solo día o semana lo que no has hecho en meses o años. Si llevas un estilo de vida sedentario, hoy es el momento de cambiar, pero hazlo progresivamente.

- **¿A qué hora entrenar?**

En la mañana. Las primeras horas del día son un buen momento para realizar ejercicios. Nuestro cuerpo está descansado y los músculos preparados para un nuevo día. Es cuando tu metabolismo está más activo y, por lo tanto, te permitirá tener un mayor aguante.

Es importante estar preparado tanto física como anímicamente para el entrenamiento matutino. De allí que también puede jugarnos una mala pasada si tenemos un despertar lento y una adaptación progresiva a la actividad. Depende de cada persona.

- **Al mediodía.** Para muchos es el momento ideal para entrenar. Es cuando tu cuerpo aún está activo y mantiene energía para realizar un buen ejercicio. Los músculos apenas han sufrido desgaste y pueden enfrentarse mejor a la actividad.

- **Tarde/noche.** La mayoría de la gente elige estas horas para realizar ejercicio porque han salido de sus trabajos. Es cierto que a nivel físico no es un momento tan bueno como los anteriores porque el desgaste muscular ha sido extenso durante el día. Además, al final del día tu metabolismo funciona más lento.

- **Antes de dormir.** ¡No te lo recomiendo! No es aconsejable entrenar justo antes de ir a dormir: a tu cuerpo activo le costará más conciliar el sueño y descansarás peor. Ten en cuenta que el cuerpo se adapta a la actividad y, por lo tanto, se acostumbrará a realizar ejercicios a una hora u otra. Eso sí, sea cual sea el momento que elijas, debes estar relajado y ver el ejercicio como un paréntesis en tu rutina.

• **Combina ejercicios aeróbicos y anaeróbicos**

Un buen programa para verse en forma debe incluir ejercicios aeróbicos y anaeróbicos. Pero antes de proseguir, veamos la diferencia entre ambos:

Ejercicio
anaeróbico

Ejercicio
aeróbico

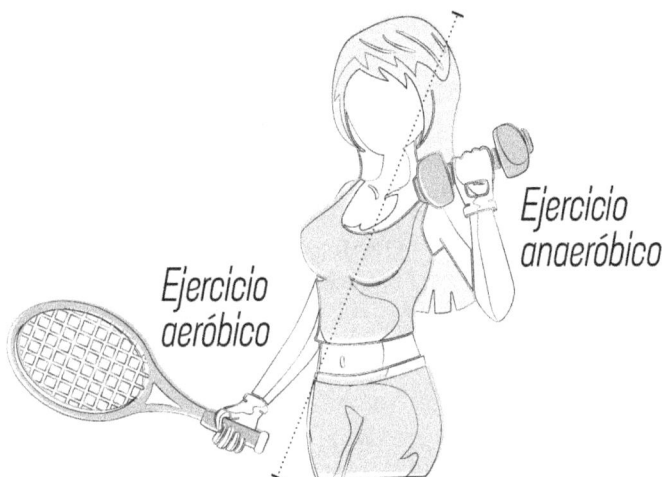

- **Ejercicio aeróbico**: son ejercicios de media o baja intensidad y de larga duración. Los aeróbicos implican actividad cardiovascular, como bailar, correr, nadar, subir cuestas, ir en bicicleta y caminar.

- **Ejercicio anaeróbico**: son ejercicios de alta intensidad y de poca duración. Abarcan prácticas de resistencia para fortalecer y tonificar los músculos, como hacer máquinas, levantar pesas, barras, abdominales o paralelas, así como ejercicios que demanden un intenso esfuerzo en poco tiempo, como carreras de velocidad.

Lo ideal es intercalarlos durante la semana o combinarlos durante la misma sesión. Si deseas bajar de peso y tonificar, mezcla en tus entrenamientos cardio y pesas. ¡El equilibrio entre ambos es fundamental! Así que olvida el miedo a las pesas.

• **Cuidado con la alta intensidad**

Cuando estás comenzando en el gym, sobre todo si nunca has pisado uno, lo ideal es que tu ritmo sea moderado los primeros dos o tres meses. Así que cuidado con el ejercicio de alta intensidad. Lo ideal es alternar los distintos niveles en el entrenamiento, empezando por el ejercicio menos exigente al más fuerte. Tras calentar de 10 a 15 minutos, vuelve a acelerar y luego ve bajando.

• **Define qué objetivo buscas**

Tienes que conocer tu objetivo para decidir el tipo de rutina a seguir. Veamos las principales diferencias entre las rutinas de definición y el entrenamiento de volumen:

> **La rutina de definición:** busca perder grasa y mantener músculo, y <u>nunca debe contemplarse sin una buena dieta</u>. Esta consistiría en comer varias veces al día y elegir alimentos de alto valor nutricional.

Muchos piensan que una rutina de definición consiste en realizar muchas series con bajo peso y muchas repeticiones, pero eso no es del todo cierto: realiza un entrenamiento adecuado teniendo en cuenta el número de repeticiones, las series de tiempo que realizas, el peso escogido y los tiempos de descanso del entrenamiento.

El principio de la rutina de definición es un entrenamiento activo basado en series de intensidad y reducir el tiempo de descanso entre una y otra. Además, para que sea más efectiva, debes complementarla con un entrenamiento aeróbico en sesiones de 30 ó 40 minutos al menos tres días por semana.

Entrenamiento de volumen: este tipo de rutina sirve para aumentar el tamaño de los músculos y ganar fuerza. Los resultados se obtienen si trabajas la hipertrofia muscular (aumento del músculo) y llevas una dieta alta en carbohidratos y proteínas. En este entreno es clave un descanso adecuado entre las series y con pesos que exijan entre el 75 % y 90 % de tu capacidad máxima. Un entrenamiento basado en demasiadas series o que carezca del descanso adecuado te llevará al punto opuesto: la pérdida de masa muscular.

- **No por trabajar todos los días vendrá el aumento**

Es importante entender que la hipertrofia muscular funciona bajo estímulo-recuperación. Se ha demostrado científicamente que los músculos grandes como pectoral, espalda o cuádriceps necesitan como mínimo 48 horas, inclusive hasta 72 horas para recuperarse. Cuando nos ejercitamos hay un "daño" y cuando se restaura, principalmente en las horas de sueño y con una buena alimentación, es cuando ocurre la magia.

Me llevo las manos a la cabeza cuando veo a personas entrenando intensamente el pectoral y al día siguiente trabajan tríceps, cuando aún no está recuperado el pectoral, o que entrenen los bíceps después de un día intenso de espalda. Esto hace que en vez de obtener un beneficio, perjudiquen el proceso de crecimiento.

> Uno de los puntos claves en la rutina de volumen es que si vas a entrenar un músculo y aún te duele, mejor opta por otro, porque es una buena **señal de que todavía no se ha recuperado**. Recuerda: hazle caso a tu cuerpo.

- **Para reducir la grasa del abdomen**

En el gimnasio y las redes sociales siempre me llegan con las mismas preguntas: ¿puedo entrenar mi abdomen todos los días?, ¿cuántas veces a la semana debería realizar ejercicios abdominales?, ¿por qué es tan difícil quemar la grasa alrededor de la cintura?

Las veces que se debe entrenar el abdomen a la semana dependerán de la necesidad de cada individuo. Muchos expertos en entrenamiento piensan que es una locura recomendar hacer abdominales a diario. Pues no es así. Los músculos del abdomen, al igual que otros grupos musculares como los de las pantorrillas y de los antebrazos, están acostumbrados a moverse constantemente. Esto significa que estamos trabajando el abdomen a diario, por lo que esta zona se puede recuperar hasta en 24 horas y se puede trabajar de lunes a viernes.

Si ya tienes esa zona desarrollada, basta con entrenarla 2 o 3 veces a la semana. Sin embargo, esto no es lo único que se necesita para tener el abdomen que tanto deseas. Lo decisivo para tener bajo porcentaje de grasa en esa zona es la ALIMENTACIÓN.

> Por más de que entrenes el abdomen todos los días, si no tienes la alimentación adecuada jamás tendrás los resultados que deseas.

En cuanto a la pregunta del millón: ¿por qué es tan difícil eliminar la grasa del abdomen? Cuando pierdes grasa hay partes de tu cuerpo que se resisten, pues no toda la grasa de tu cuerpo es igual. ¿Por qué se resiste la grasa de la parte baja del abdomen?

Porque en ella hay menor flujo sanguíneo, por lo que cuesta más trabajo conseguir que la grasa salga de las células adiposas ubicadas en esta zona. Para eliminar esta grasa sigue los siguientes pasos:

Primer paso:

Movilización de la grasa. La forma más efectiva es el ejercicio intenso, a un nivel elevado cerca del 100 % de tu capacidad. La insulina no solo impide que la célula libere los ácidos grasos, sino que ordena a la célula que almacene más grasa, es por ello que se necesita tener niveles bajos de insulina. Esto se consigue limitando la ingesta de hidratos de carbono antes del ejercicio, o aun mejor, evitando comer 3 horas antes.

Segundo paso:

Seguir las siguientes recomendaciones:

1. Beber mucha agua y té verde para movilizar la grasa.

2. Correr bicicleta, elíptica, subir cuestas o cualquier otra actividad que permita regular la intensidad.

Tercer paso:

Hacer esta rutina:

5 minutos de calentamiento: comenzar andando y aumentar progresivamente la velocidad hasta llegar a un trote suave.

6 x intervalos: correr a toda velocidad durante 30 segundos y después caminar por un minuto. Repetir esto 6 veces.

1 minuto de enfriamiento: caminar suavemente.

Para lucir un cuerpo fit debes tener en cuenta dos factores: músculos desarrollados y bajo porcentaje de grasa. Para el primer punto, trabaja no menos de 5 veces a la semana con porcentajes de peso moderados. Esta recomendación no quiere decir que sean pesos tan fáciles de levantar, sino que vaya del 55 % al 75 % de tu capacidad máxima, permitiéndote hacer entre 10 a 15 repeticiones bien hechas por cada ejercicio.

• **No hagas lo mismo siempre**

Cambia también tus entrenamientos con frecuencia para que el músculo no se acostumbre y se produzcan estancamientos. Recuerda hacer una combinación de pesos libres (mancuernas y barras) con máquinas. Y después de tu rutina incluye siempre unos 20 minutos de ejercicio cardiovascular, pero no más de 45 minutos para no fatigar el músculo.

Ahora, para reducir el porcentaje de grasa, controla tu ingesta calórica que debería ser: lo que consumimos menos lo que gastamos durante el día. Si no quieres tener barriga, haz ejercicios mínimo durante unos 20 minutos tres días a la semana, mientras el cuerpo se acostumbra a estar físicamente activo. Lo recomendable es no pasar más de 48 horas sin movimiento.

• **¡No te aburras y busca alternativas divertidas!**

Puede ser Boot Camp, una disciplina militar adaptada a civiles y que se trabaja en forma de circuitos y los ejercicios son llevados por tiempos. Con la práctica de esta disciplina de alta intensidad, se activa el metabolismo y se queman calorías incluso en reposo, tonifica la musculatura y es muy completa porque los ejercicios implican varios grupos musculares. También combate la pereza, libera las tensiones y el estrés.

El spinning es muy beneficioso para el sistema cardiovascular. Eso sí: <u>recuerda siempre mantener una postura correcta</u>, contraer el abdomen transverso, no usar fajas y alinear las piernas con los codos.

- **Salta como un niño**

Saltar la acuerda es un excelente ejercicio aeróbico. Te ayuda a trabajar varios músculos (incluyendo los del abdomen), mejora la coordinación y el equilibrio, libera endorfinas (¡las hormonas de la felicidad!), es económico y absolutamente divertido. Te aseguro que sus beneficios no son solo físicos, sino también psicológicos. Así que recuerda cuando eras niño y ¡empieza a saltar!

Mi método 5x5

No es porque sea de mi creación, pero el **Método 5x5 es dinámico, divertido, al alcance de todos** y, sobre todo, ¡muy efectivo!

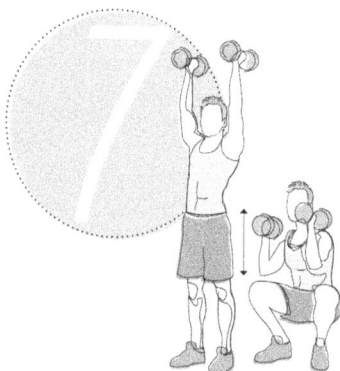

Apenas desperté tras ser sometido a un trasplante de córnea (sufría de queratocono, una patología degenerativa que altera la forma de esta área del ojo), lo primero que le pregunté al doctor fue cuándo podría volver a entrenar. Imagínate ¡Me habían tomado 16 puntos en el ojo! No veía por él y me tropezaba a cada momento con las sillas y mesas que se cruzaban en mi camino. Así que me aconsejó no practicar actividades físicas demandantes durante varias semanas.

Me angustié profundamente: entrenar es una de las actividades que me brinda mayor paz espiritual. Al ver mi desesperación, el médico me recomendó realizar breves ejercicios con mi propio cuerpo y estar pendiente de la reacción. Su sugerencia me llenó de entusiasmo y decidí poner manos a la obra.

Al llegar a casa empecé a diseñar un plan físico que no necesitara más de 45 minutos, pero sobre bases científicas y de entrenamiento para obtener ritmo, fuerza y potencia. Ese fue el origen de mi Método 5x5, una propuesta personal que responde a la filosofía del entrenamiento funcional, y que realizo cada día porque es dinámico, muy divertido y ofrece estupendos resultados.

¿Te atreves a probarlo? ¡Antes te explico detalladamente de qué va esta rutina que puedes hacer tanto en el gym como en casa!

Una mirada al entrenamiento funcional

Una de las principales diferencias entre los ejercicios funcionales y los convencionales radica en que, en los primeros, los movimientos son multidireccionales (horizontales, verticales, diagonales y rotatorios en uno solo). Engloban la acción coordinada y simultánea de los diferentes grupos de músculos y articulaciones.

Por ejemplo, al trabajar las piernas en una máquina, el ejercicio es segmentado, el movimiento se hace en una sola dirección (como subir y bajar la pierna) y, además, es sentado, lo que resulta poco natural. En el fitness funcional hay libertad y se trabajan los 3 planos del movimiento corporal, que nos permiten movernos hacia adelante y atrás, hacia arriba y hacia abajo, de lado a lado y, a la vez, rotar el cuerpo.

En los ejercicios con máquinas se entrena un músculo y se cuenta con apoyo relativo (por ejemplo, estar sentado en el aparato). En los funcionales (como pararse sobre una pelota) se entrena un movimiento y se trabaja la postura y el equilibrio porque no hay nada externo para apoyarse.

Especial importancia en este tipo de fitness tiene la musculatura abdominal (también llamada CORE), que incluye los abdominales transversales, oblicuos y de la espalda, conformando una especie de faja o cinturón que actúa como núcleo estabilizador y en cual reside la fuerza para el equilibrio.

Otra de las diferencias con diversos ejercicios y rutinas de moda es que acá la correcta ejecución de los ejercicios es tan importante como las repeticiones.

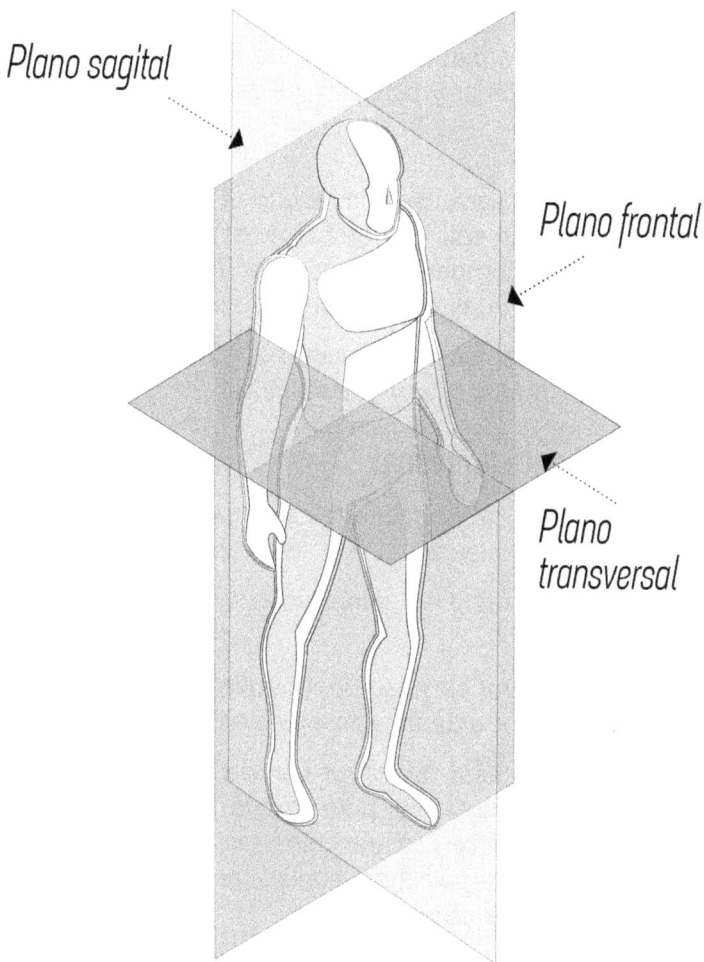

Plano sagital

Plano frontal

Plano transversal

- **Plano transversal**

Los planos transversales, horizontales o axiales se orientan horizontalmente, a diferencia de los otros dos planos. De esta manera, dividen el cuerpo en zona inferior y superior.

- **Plano frontal**

Se orienta de manera vertical, de forma tal que divide al cuerpo en anterior y posterior, es decir, delante y atrás.

- **Plano sagital**

Los planos sagitales, al igual que el plano coronal, se orientan verticalmente; sin embargo, son perpendiculares a los planos coronales, y de esta forma dividen del cuerpo en dos zonas: derecha e izquierda.

Ahora revisemos las principales diferencias entre el entrenamiento funcional y el estructural:

Entrenamiento funcional:

- Aumenta las capacidades físicas generales, mejorando la fase motora y neural.

- Trabaja en las tres dimensiones: frontal, sagital y transversal.

- Realizas mayor cantidad de movimiento y básicamente existe una carencia de movimientos sentados.

- Se busca reclutar la mayor cantidad de músculos en un mismo entrenamiento, para lo que en la mayoría de los casos se realizan movimientos multiarticulares como pull-ups, burpees, planchas, sentadillas, saltos y trabajo coordinativo, entre otros.

- Existe mayor libertad de movimiento, mejorando la fuerza y resistencia de la mano de la flexibilidad.

Entrenamiento estructural:

- Aumenta la hipertrofia muscular considerablemente, fortaleciendo tendones y mejorando la estructura.

- En la mayoría de los casos se trabaja en dos planos: frontal y sagital.

- Normalmente se practica con la persona sentada o acostada.

- Debido a la hipertrofia muscular, acorta el rango de movimiento en cada práctica.

- Busca aislar músculos en el entrenamiento. Por eso generalmente se trabajan los pectorales y bíceps en una sesión, y otra serie de músculos en una sesión a realizar durante otro día.

> El entrenamiento funcional busca involucrar la **mayor cantidad de articulaciones y músculos en un mismo entrenamiento** con el fin de volvernos más aptos para lidiar con las tareas del día a día, como subir escaleras, cargar al bebé, levantar de forma correcta una caja.

Mi método 5x5

El Método 5x5 responde a la esencia de los ejercicios funcionales al retomar los patrones de los movimiento cotidianos y adaptarlos mediante el uso de implementos sencillos, que se trabajan por número de repeticiones o por períodos de tiempo.

A diferencia de las aparatosas máquinas de los gimnasios, los implementos necesarios para realizar el 5x5 ocupan poco espacio, son económicos, ligeros y algunos consisten en versátiles sistemas de "quita y pon". Pueden ser cuerdas de diversos grosores para saltar, trepar o halar, pelotas como Swiss Ball, balones medicinales, BDC (bidones de cerveza), conos u obstáculos.

Aunque ejercitarse de manera funcional no requiere necesariamente de esos implementos. Es posible realizar estos ejercicios mediante actividades comunes como subir y bajar escaleras, cargar las bolsas del mercado o corretear a los hijos. Lo importante es mantener siempre la postura correcta, con la espalda derecha, los hombros hacia atrás, contrayendo la musculatura abdominal y flexionando las piernas al empujar,o cargar peso.

¿Por qué 5x5? Porque se trata de 5 ejercicios diarios x 5 rondas cada ejercicio x 5 minutos de descanso, realizar x 5 semanas.

Antes de comenzar

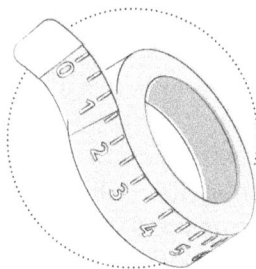

Mídete

Es importante documentar las evoluciones y entender el objetivo para encontrar el camino que te funciona a ti. Seamos sinceros, a nadie le gusta perder tiempo. ¿Cómo medirte? Con una cinta métrica, toma el perímetro de tu cintura y tus músculos. Revisa de nuevo en el segundo capítulo de este libro sobre cómo medir tu masa corporal.

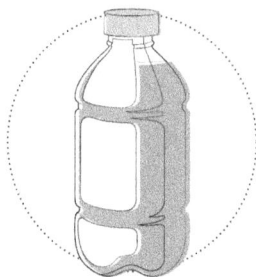

Implementos

Puedes realizar el Método 5x5 en un gimnasio pero también en la casa, sustituyendo la barra y las mancuernas por elementos caseros, como un kilo de azúcar o botellas de agua.

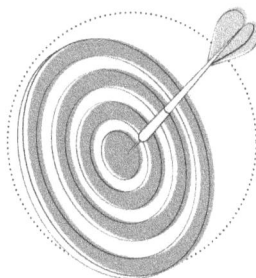

Meta

Busca metas concretas, cuantificables, para así dirigir todo lo que hagas a un mismo fin. Mide tus progresos con fotos o ropa que antes no te quedaba. Si te concentras en tu meta, alcanzarás niveles de logro que nunca imaginaste. Recuerda que, como dijo acertadamente el autor estadounidense Napoleon Hill, "Cualquier cosa que la mente pueda concebir o crear se puede lograr".

5x5
Rutinas de gym

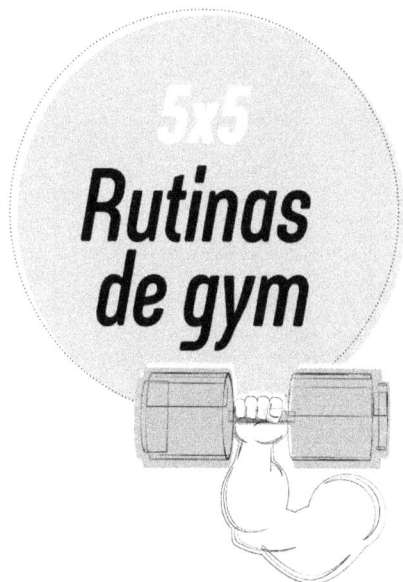

Indicaciones para el gym

- Son 25 rutinas en total: empezamos desde la rutina 1 hasta llegar a la 13, una por día. Luego repite de la 1 a la 12 para completar las 5 semanas.

Nivel básico

- 30 segundos del ejercicio, 30 segundos de descanso hasta terminar los 5 ejercicios. Luego descansa un minuto y empieza hasta completar 5 vueltas.

Nivel avanzado

- 45 segundos del ejercicio 15 segundos de descanso hasta terminar los 5 ejercicios. Luego descansa un minuto y empieza hasta completar 5 vueltas.

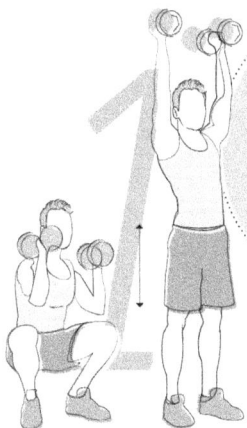

5x5

Rutina
1

Dumbbell Thruster

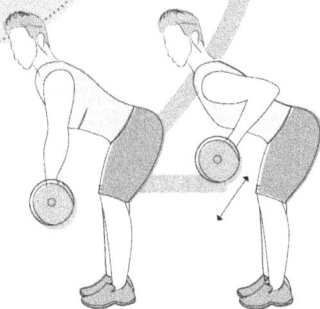

Remo con barra

Sit-Up

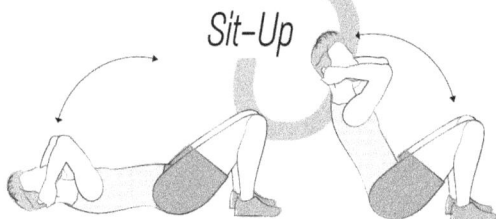

Plancha alta

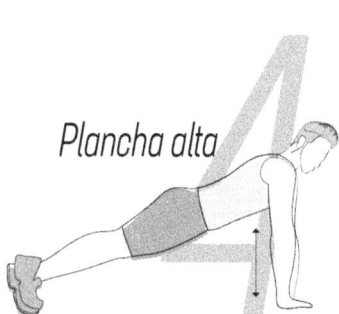

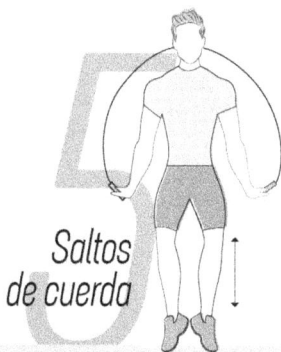

Saltos
de cuerda

+ 15 minutos de caminadora

5x5

Rutina 2

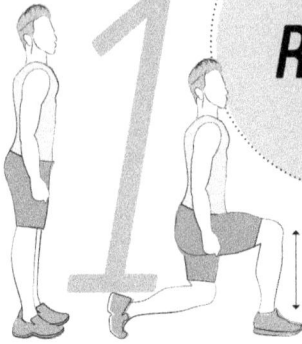

Desplante hacia
atrás pie derecho

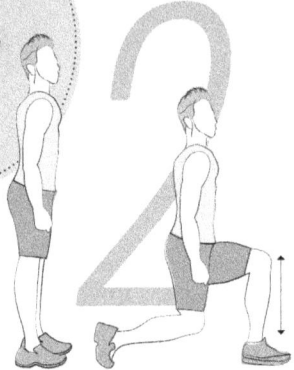

Desplante hacia
atrás pie izquierdo

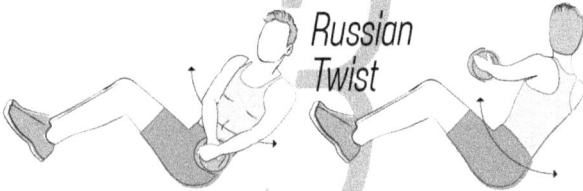

Russian
Twist

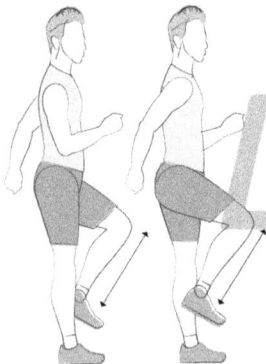

Plancha
baja

Trote
estático

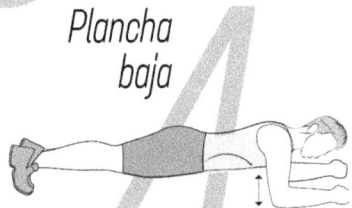

+ 15 minutos de caminadora

5x5

Rutina 3

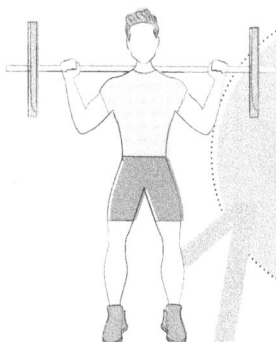

Sentadilla
Sumo con barra

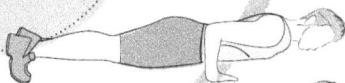

Despechadas
Push-Up

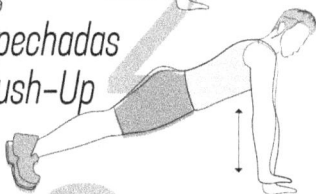

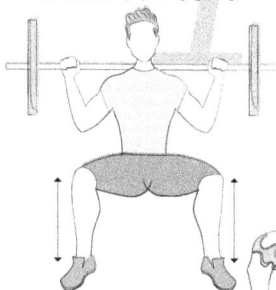

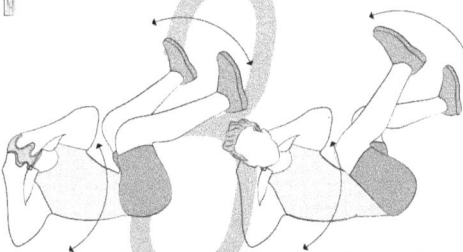

Bicicletas (abdominales)

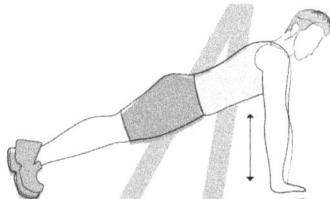

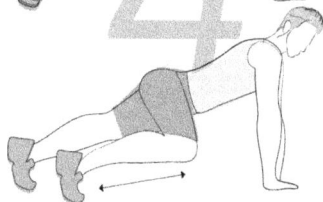

Jumping
Jacks

Escaladores (plancha)

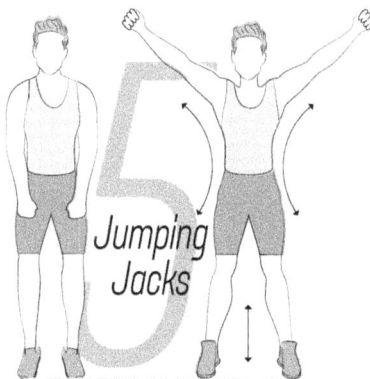

+ 15 minutos de caminadora

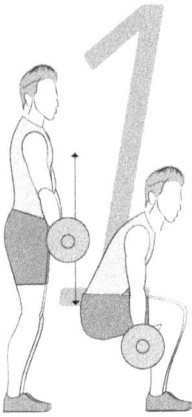

5x5

Rutina 4

Peso muerto

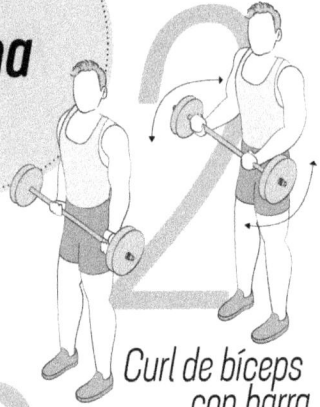

Curl de bíceps
con barra

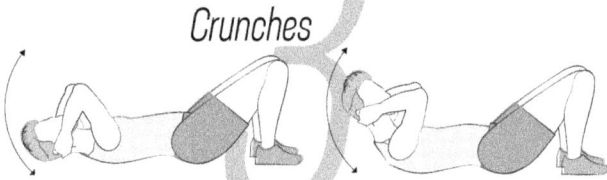

Crunches

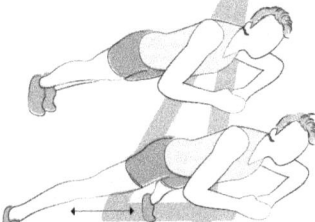

Plank Jacks

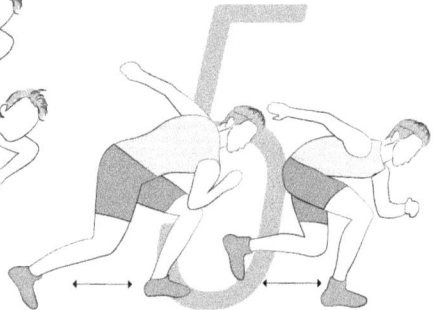

Patinadores
+ 15 minutos de caminadora

5x5

Rutina 5

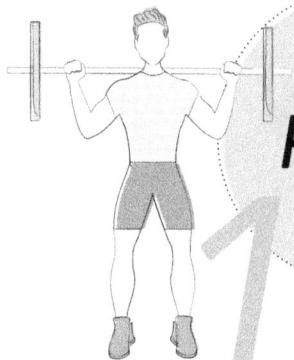

Sentadilla
pierna cerrada

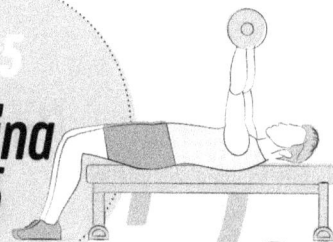

Press francés
con barra

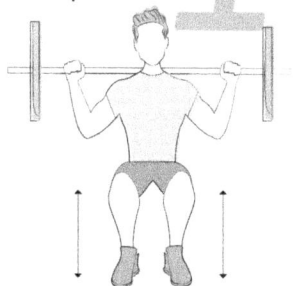

Elevaciones
de pierna
(abdominal)

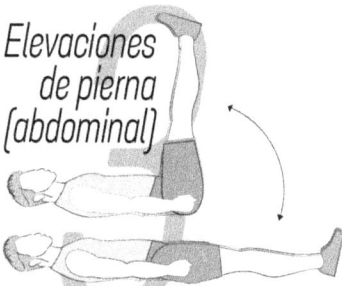

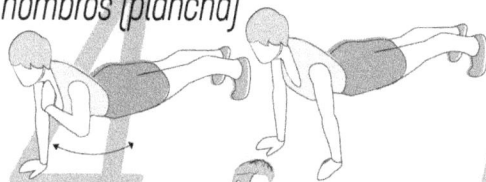

Toques a los
hombros (plancha)

Burpees

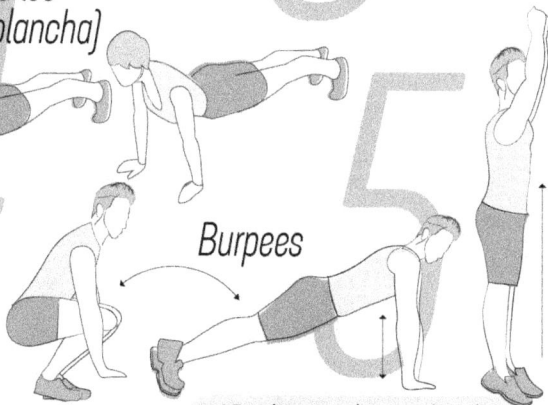

+ 15 minutos de caminadora

5x5

Rutina 6

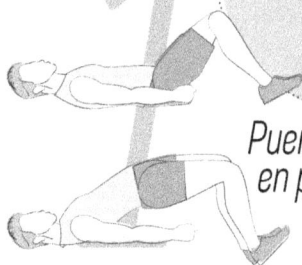

Puentes
en piso

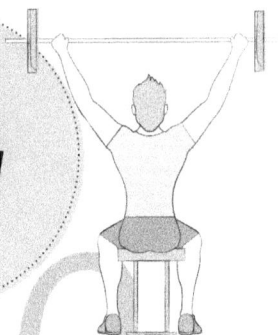

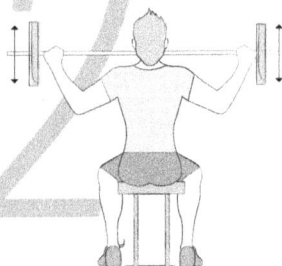

Press de
hombro con barra

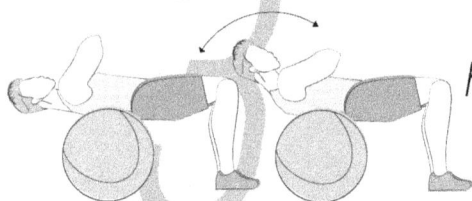

Crunches en pelota suiza

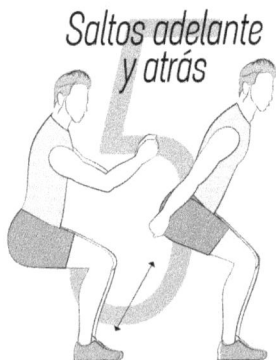

Saltos adelante
y atrás

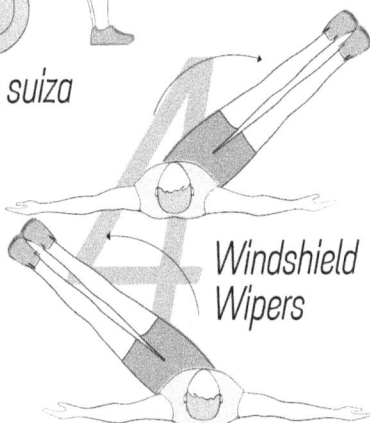

Windshield
Wipers

+ 15 minutos de caminadora

5x5

Rutina 7

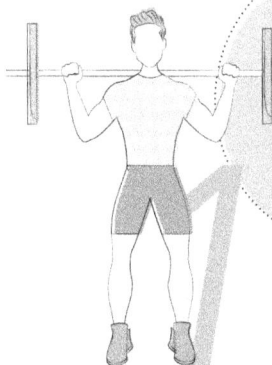

Sentadilla con barra

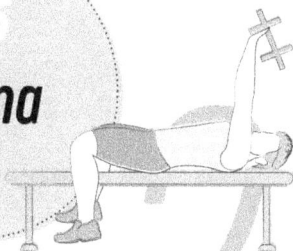

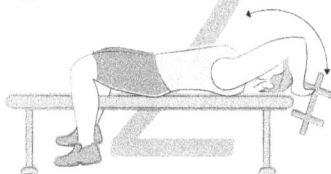

Pull-Over en piso
con mancuerna

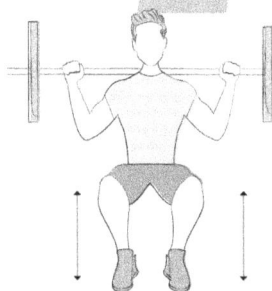

Swing de
Kettlebells

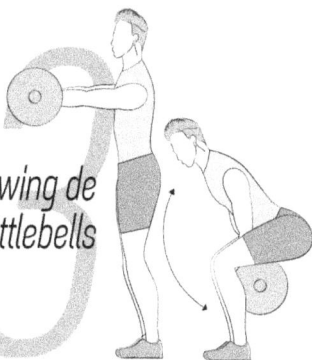

Plancha lateral
lado derecho

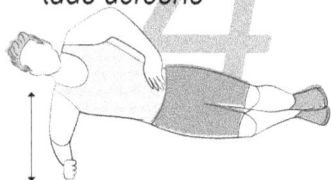

Plancha lateral
lado izquierdo

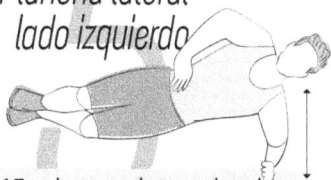

+ 15 minutos de caminadora

5x5

Rutina 8

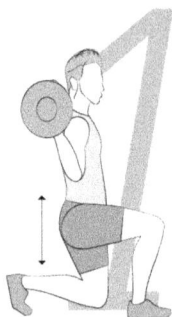

Desplante al frente
lado derecho con barra

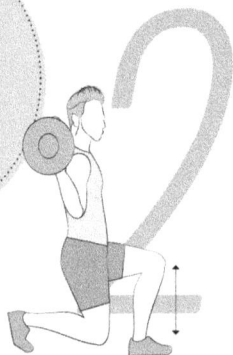

Desplante al frente lado
izquierdo con barra

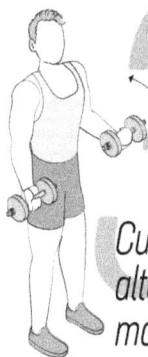

Curl de bíceps
alternado con
mancuernas

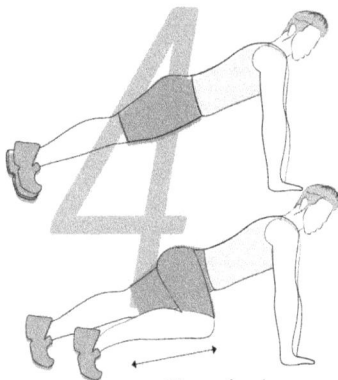

Escaladores
invertidos en plancha

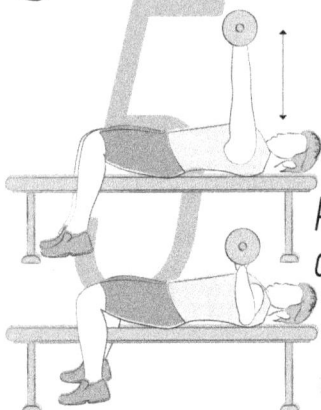

Punches
con mancuernas

+ 15 minutos de caminadora

5x5

Rutina 9

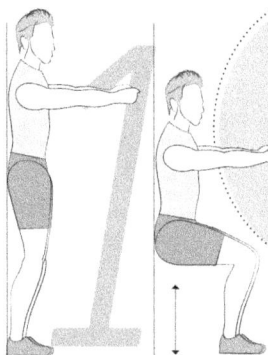

Sentadilla
isométrica en pared

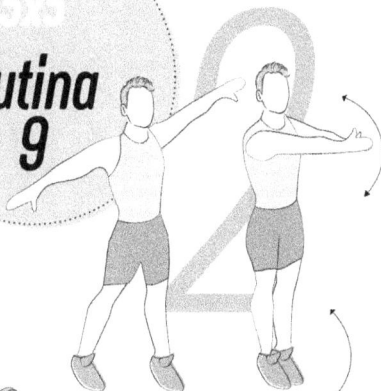

Seal Jacks

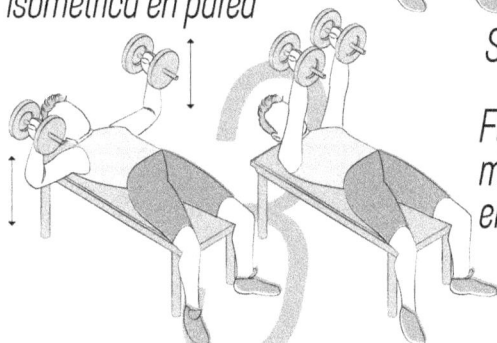

Fly con
mancuernas
en piso

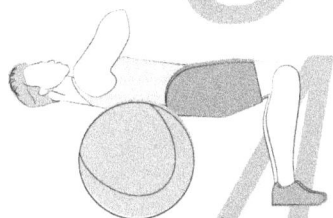

Sit-Ups con
balón medicinal

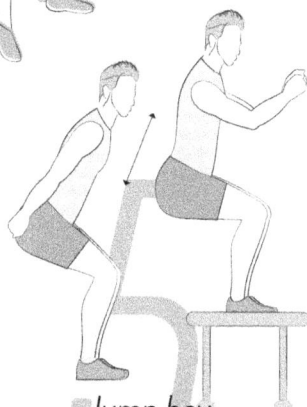

Jump box

+ 15 minutos de caminadora

5x5

Rutina 10

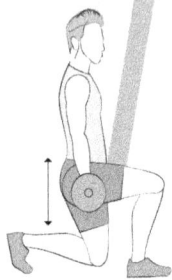

Desplante romano con mancuernas pierna derecha

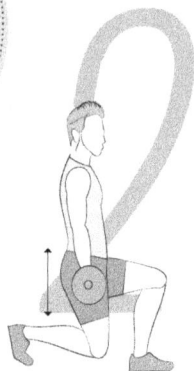

Desplante romano con mancuerna pierna izquierda

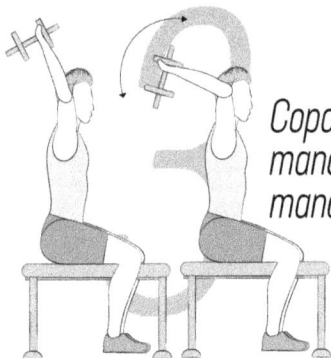

Copa a dos manos con mancuernas

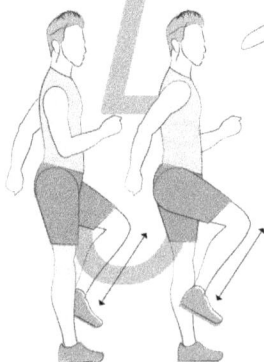

Plank Jumpings

Corrida estática

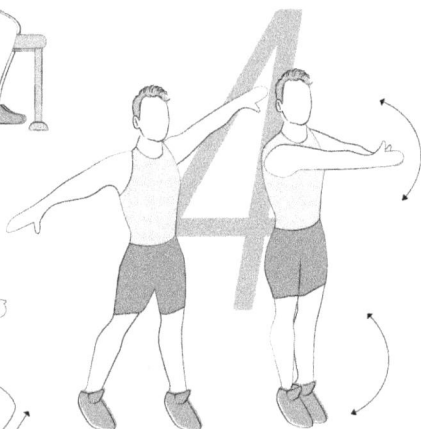

+ 15 minutos de caminadora

5x5

Rutina 11

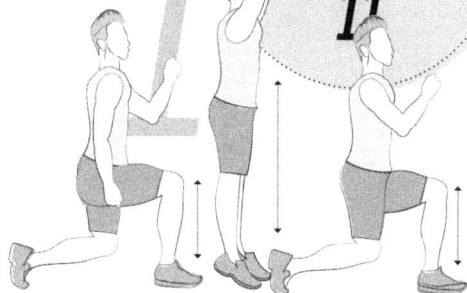

Desplantes con salto

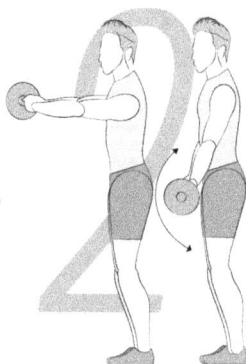

Levantamiento frontal con barra

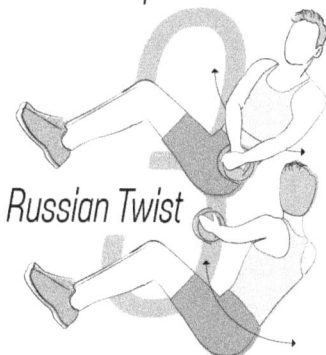

Russian Twist

Elevaciones explosivas de rodillas

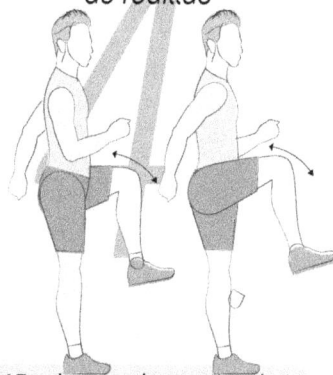

Toques a los hombros en plancha

+ 15 minutos de caminadora

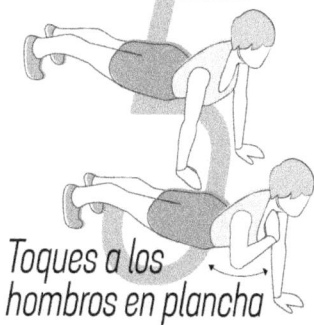

5x5

Rutina 12

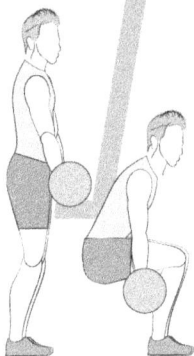

Peso muerto
con barra

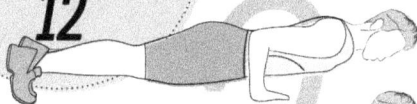

Despechadas para tríceps

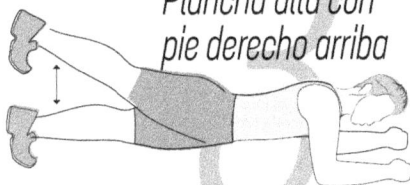

Plancha alta con
pie derecho arriba

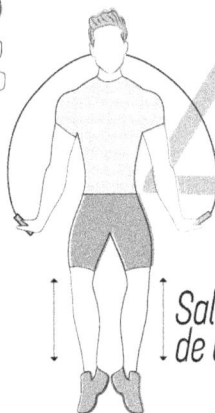

Salto
de cuerda

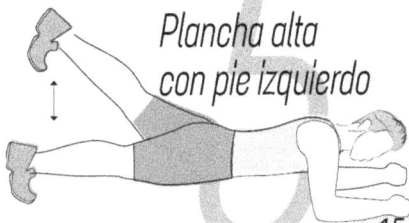

Plancha alta
con pie izquierdo

+ 15 minutos de caminadora

Rutina 13

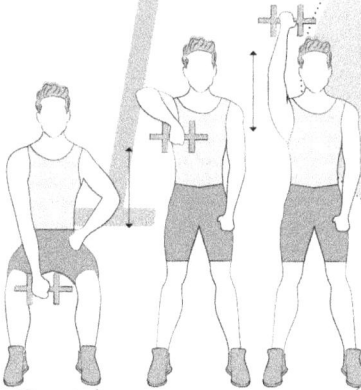

Snatch con mancuerna
brazo derecho

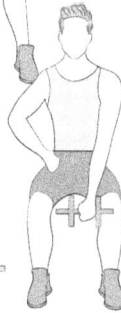

Snatch con mancuerna
brazo izquierdo

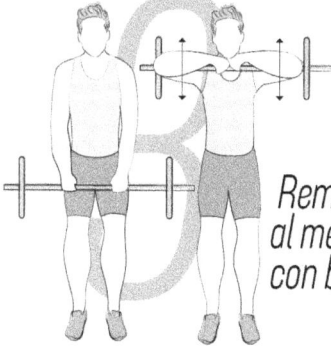

Remo
al mentón
con barra

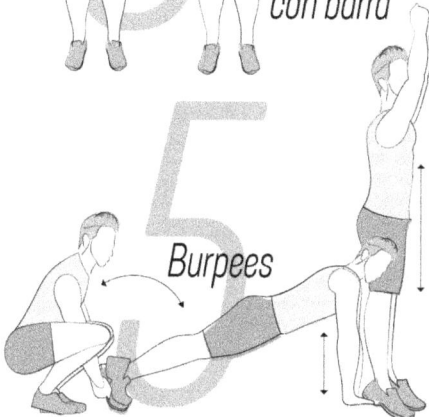

Burpees

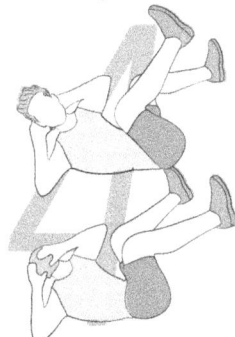

Bicicletas (abdomen)

+ 15 minutos
de caminadora

5x5

Rutinas de casa

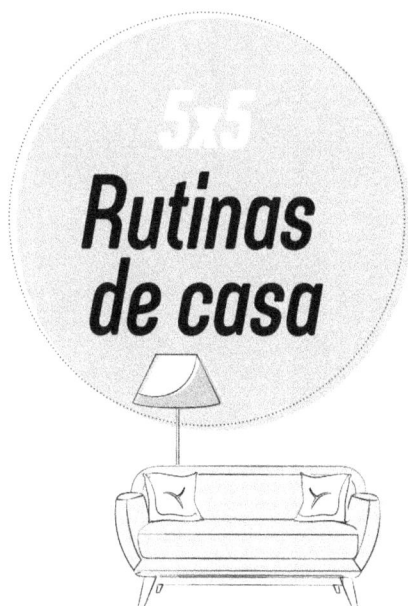

Indicaciones para la casa

• Son 5 rutinas en total, a realizar preferiblemente de lunes a viernes. Se repiten por 5 semanas.

Nivel básico en casa

• 30 segundos del ejercicio, 30 segundos de descanso hasta terminar los 5 ejercicios. Descansa 30 segundos hasta terminar los 5 ejercicios, y otra vez descansa un minuto y empieza hasta completar 5 vueltas.

Nivel avanzado en casa

• 45 segundos del ejercicio, 15 segundos de descanso hasta terminar los 5 ejercicios. Luego descansa un minuto y empieza hasta completar 5 vueltas.

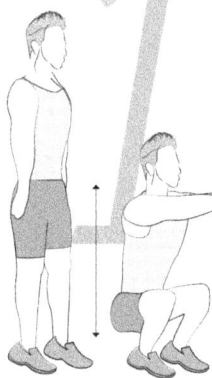

5x5
Rutina de casa 1

Sentadilla

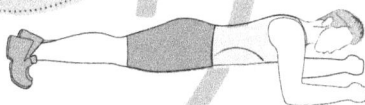

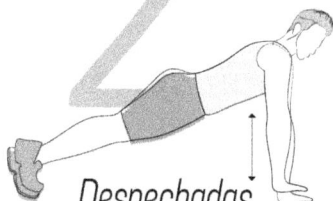

Despechadas

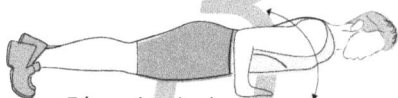

Plancha baja

Punches

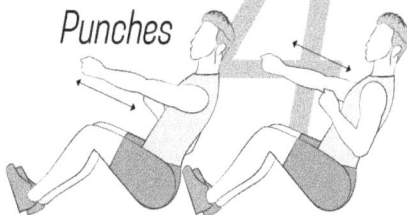

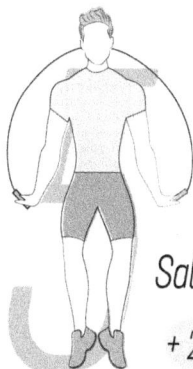

Salto de cuerda

+ 20 minutos de caminata con paso rápido

5x5
Rutina de casa 2

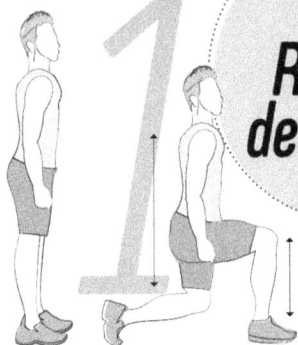

Lunge pierna derecha

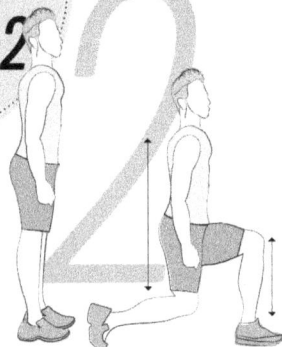

Lunge pierna izquierda

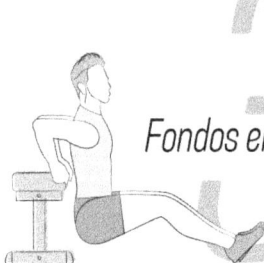

Fondos en silla

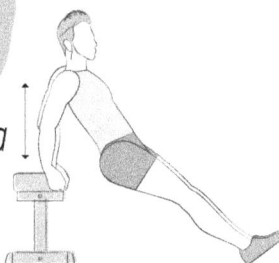

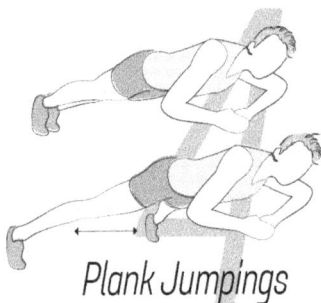

Plank Jumpings

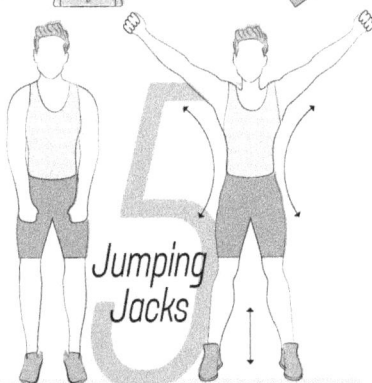

Jumping Jacks

+ 20 minutos de caminata con paso rápido

5x5

Rutina
de casa 3

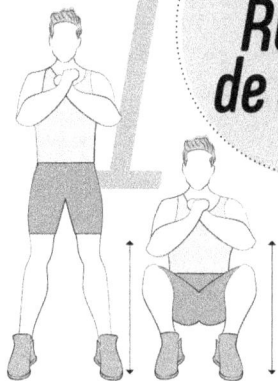

Sumo Squat

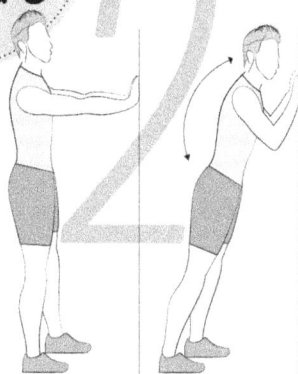

Push-Up en pared

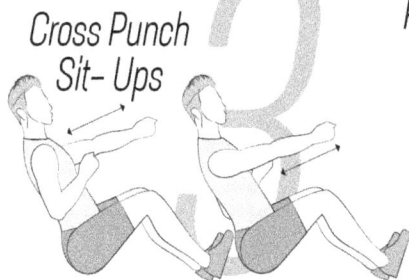

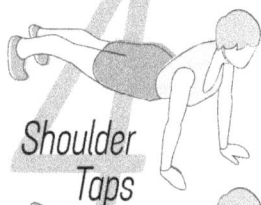

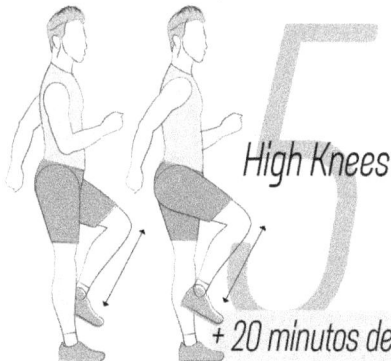

Cross Punch
Sit- Ups

Shoulder
Taps

High Knees

+ 20 minutos de caminata con paso rápido

5x5
Rutina de casa 4

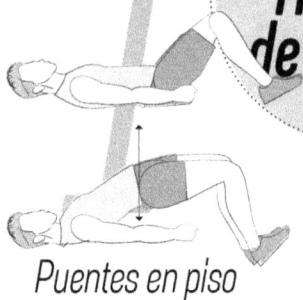

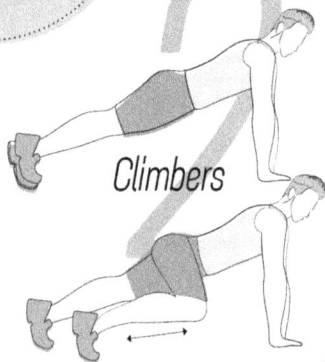

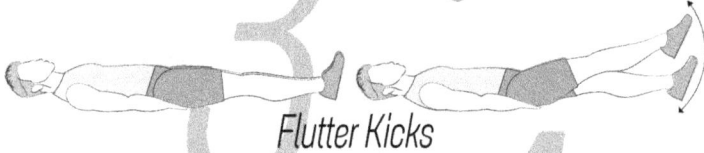

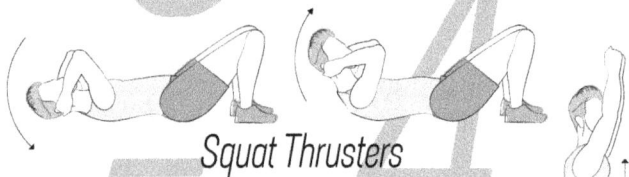

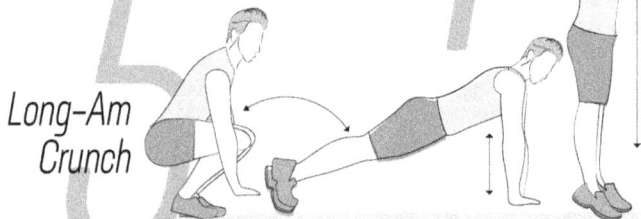

1. Puentes en piso

2. Climbers

3. Flutter Kicks

4. Squat Thrusters

5. Long-Am Crunch

+ 20 minutos de caminata con paso rápido

5x5

Rutina de casa 5

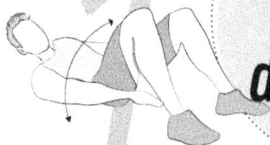

Heel Touches

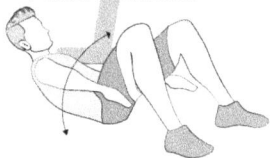

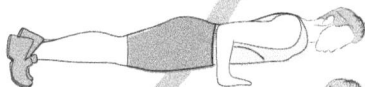

Push Up

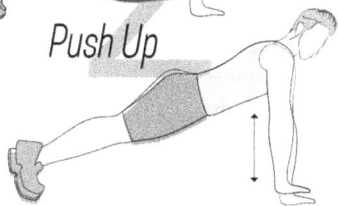

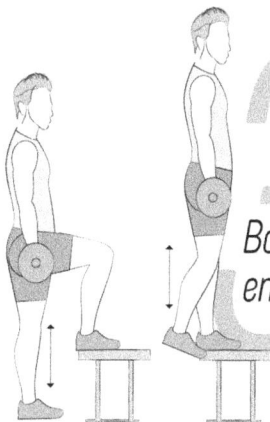

Box Step-Up en silla

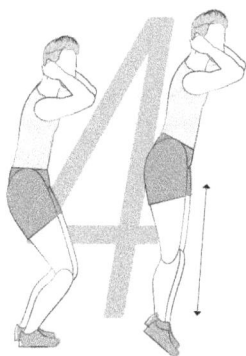

Jump Squats

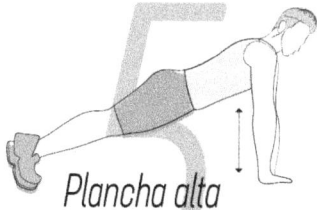

Plancha alta

+ 20 minutos de caminata con paso rápido

Esta primera edición de
Fitness para no Fitness®
fue publicada en 2019